Maria Wohlgemut

Blinddate mit Darm und Magen
Selbsthilfe bei Problemen – über die man nicht gerne spricht

Maria Wohlgemut

Blinddate mit Darm und Magen

Selbsthilfe bei Problemen –
über die man nicht gerne spricht

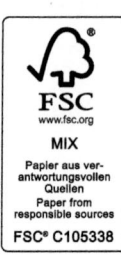

Sonderauflage 2016 © by IAW Anstalt, Vaduz
www.iadw.com

ISBN: 978-3-7412-9809-7

Die Deutsche Nationalbibliothek verzeichnet diese Publikation
in der Deutschen Nationalbibliografie; detaillierte bibliografische Daten
sind im Internet über www.dnb.de abrufbar.

Umschlaggestaltung: www.layART.li
Umschlagmotiv: ©pixapay/anatomy
Illustration: ©pixapay/stationary

Herstellung und Verlag: BoD – Books on Demand, Norderstedt
Made in Germany

Internationale Akademie der Wissenschaften (IAW) Anstalt, FL-9490 Vaduz
Tel. +423/233 12 12, Fax +423/233 12 14

Inhaltsverzeichnis

Einführung (Sinngehalt des Buches)	15
Kleine Historie der Menschheit	17
Die Diathesen (angeborene Krankheitsbereitschaft)	19
Was heißt Krankheitsbereitschaft?	21
Die Gesundheit aus esoterischer Sicht	21
Wie entstehen Krankheiten?	24
Was sind „Selbstheilungs-Kräfte"?	27
Die Chemie des Körpers	29
Das vegetative Nervensystem	31
Das Verdauungs-System	33
Der Stoffwechsel-Apparat	37
Warum Magenkrank?	40
Psychosomatische Einflüsse	41
Umwelteinflüsse	43
Was bewirken Alkohol, Nikotin, Drogen, Medikamente?	45
Welche Wirkungen haben Familie und Beruf?	53
Vom Streß und Bewegungsmangel	56
Psychomedizinische Hilfen	58
Praktische Hilfen	60
Zurück zum natürlichen Leben	64
Ernährungsprogramm	67
Natur-Heilmittel	72
Pflanzen, Kräuter und Gewürze	74
Was bewirkt Heilerde?	79
Die Hämatogene Oxydations-Therapie	83
Wie kann Wasser helfen?	86
Autogenes Training	91
Yoga	94
Schluß-Kapitel (philosophische Betrachtung)	97

Wichtiger Hinweis:

Die in diesem Buch vorgestellten Informationen sind sorgfältig erarbeitet und geprüft worden. Dennoch kann keine Garantie übernommen werden. Es liegt in der Verantwortung eines jeden Lesers, wie er die Informationen des Buches verarbeitet oder nachvollzieht. Eine Haftung des Autors oder des Verlages für Nachteile, Schäden, etc. ist ausgeschlossen. Bitte beachten Sie in jedem Fall die Grenzen der Selbstbehandlung.

Dieses Buch ist kein Ersatz für die Schulmedizin.
Bei gesundheitlichen Problemen rate ich dazu, einen Arzt oder Naturheilpraktiker des Vertrauens aufzusuchen.

Liebe/r Leser und Leserinnen,

jeden Tag erhöht sich mein Bedürfnis, auf den Körper zu achten, zu spüren, was ihm gut tut und nach welcher Nahrung er verlangt. Für ihn Sorge zu tragen und diesem Tempel, in dem ich wohne, Achtsamkeit und Zuwendung zu schenken, ist ein Bedürfnis, das jeder Mensch in sich trägt. Es spielt keine Rolle, wie stark es ausgeprägt ist, wichtig ist, diesem Funken Körperbewusstsein gezielt Brennstoff zu geben.

Es gibt so viele Dinge, die der Körper braucht. Alle aufzuzählen, würde wohl den Rahmen sprengen. So beziehe ich mich kurz auf den Inhalt dieses wunderbaren Buches, das das Thema Magen- und Darmprobleme genauer durchleuchtet. Wertvolle Tipps zu Naturheilmitteln, sowie diverse Rezepturen runden das Thema ab, zu dem es so viel zu sagen gibt. Was aber nützen uns all diese Informationen, wenn wir sie nicht umsetzen?

Ich lade Sie hiermit herzlich ein, nachfolgende Impulse und Anwendungen in Ihren Alltag zu integrieren und sich vor allem selbst Gedanken zu diesem Thema zu machen. Jeder Mensch ist ein individuelles Wesen und deshalb ist auch das, was ihm gut tut – individuell. Ergänzen Sie dieses Wissen und entwickeln Sie Ihr maßgeschneidertes Wohlfühlprogramm, das nicht nur Magen und Darm Freude bereiten wird.

Kein Wunder, dass ein Großteil der Bevölkerung an Verstopfung leidet. Bewegungsmangel, Fehlernährung und Stress tragen dazu bei, dass der Darm leidet und seine normale Tätigkeit dadurch verloren geht. Der Darm, ja der gesamte Organismus verzeiht viel, doch irgendwann kommt der Zeitpunkt, wo der Körper dieses Fehlverhalten nicht mehr ausgleichen kann. Was können Sie tun, um dem Darm volle Unterstützung anzubieten? Würden wir von heute auf morgen unsere Ernährung oder Lebensweise radikal umstellen, würde das neue Probleme schaffen. Wir sollten uns langsam an ein neues Körperbewusstsein herantasten, das eine klare Lebensform einleiten kann. Geben Sie sich die Zeit, die Sie brauchen und hören Sie auf Ihr Gefühl. Vielleicht haben wir genau das verlernt, doch es kann jederzeit wieder zum Leben erweckt werden. Entzünden Sie den Funken Ihres Körperbewusstseins jetzt und brennen Sie für Möglichkeiten, die Ihren Körper ins Gleichgewicht bringen.

Nur Sie alleine können herausfinden, was gut für Sie ist. Dieses Buch begleitet Sie dabei und hilft Ihnen unter anderem auf die Sprünge, wacher mit sich selbst umzugehen und sich für Ideen zu öffnen.

Nun wünsche ich Ihnen mit diesen wunderbaren Worten von Maria Wohlgemut eine inspirierende Zeit. Fachkompetenz und ein praktisches Wissen zeichnen dieses Werk aus. Nutzen Sie die Chance, ein neues Verständnis für Ihren Körper zu entwickeln und das Gelesene samt eigenen Inspirationen in die Tat umzusetzen. Es ist nie zu spät, um etwas zu verändern. An jedem Tag kann eine wegweisende Kehrtwende eingeläutet werden, um Wohlbefinden, Lebensfreude und ein gesundes Körperbewusstsein zu fördern. Ob Montag, Mittwoch oder Samstag, der heutige Tag ist der richtige, um damit zu beginnen!

Mit herzlichen Grüßen

EINFÜHRUNG

Ist es Ihnen, verehrte Leser, nicht auch schon aufgefallen, daß in den letzten Jahren - insbesondere bei Gesundheitsproblemen - zunehmend von „Lebenshilfe" und „Selbsthilfe" gesprochen wird? In gleichem Maße scheint das Vertrauen in die klassische Schulmedizin, mit all ihren Aktivitäten abzunehmen, ja sogar in Aversionen umzuschlagen. Ohne Grund kann das nicht so gekommen sein...

Vergegenwärtigen wir uns: Trotz allen naturwissenschaftlichen Fortschritts steht fest, daß die Gesundheit der Menschen niemals schlechter war, als heute! Hinzu kommt die Angst vor den Unwägbarkeiten der Technik. Die Angst vor der Zukunft. Und man lebt mit menschenverachtenden Tendenzen jedweder Art! Man hat einfach Lebensangst! Und das in einer scheinbar immer perfekter werdenden Welt. Welch ein Widerspruch!

Wenn dem so ist - und es ist in der Tat so - müssen wir uns die Fragen stellen: Warum ist das so? Wohin führt das alles? Welche Kraft zum Negativen bewegt uns? Und schließlich: Wie, und von wem, können wir Menschen Hilfe erwarten? Die Antwort ist einfach und logisch, nämlich: Nur wir Menschen tragen die Schuld an alledem - ergo können auch nur wir Menschen aus dem Negativen Positives machen.

Das ist natürlich leicht gesagt, aber schwer getan. Viele kluge Köpfe haben sich daran versucht - ohne Erfolg! Es muß also etwas anderes geschehen, etwas, das uns allen gegeben ist: Wir selbst müssen uns ändern! Wir selbst als Individuen haben die Kraft und Vernunft in uns, zum Positiven zurückzufinden. Ja, nur wir selbst sind die einzige Garantie für eine zukünftig humanere Welt!

Es wird die Zeit kommen, daß Materialismus, Haß, Neid, Mißgunst, Egoismus, Machtstreben und Krieg aus unserem Bewußtsein verschwunden sein werden. Dieser schöpferische Bewußtseinswandel vollzieht sich merkbar und stetig: Wenn an irgendeinem Punkt der Erde die Waffen schweigen, wenn irgendwo in der Welt ein Stück Land urbar gemacht wird, wenn Menschen, die hungern mußten, Nahrung bekommen, oder gar aus Feinden Freunde werden – das setzt sich fort und fort... Nur, geschenkt bekommen wir das natürlich nicht! Kehren wir aber zur „Lebenshilfe" und „Selbsthilfe" zurück. Oder sollte man nicht besser sagen: „Zur Selbsthilfe durch Lebenshilfe"? Wenige wissen damit etwas anzufangen. Aber diejenigen, die mit diesen Begriffen umzugehen verstehen, sind weit im Vorteil: Sie können sich - aber auch anderen - in Krisensituationen, in die wir alle jederzeit geraten können, Hilfe geben bzw. Beistand leisten. Wenn sich solches Denken durchgesetzt hat, und es wird sich durchsetzen, erfüllt sich in uns der Wille der Schöpfung!

Vornehmlich im Bereich „Gesundheit" kann eigentlich jeder jedem helfen. Wer das schon einmal probiert hat, wird ein großes Glücksgefühl empfunden haben. Die Bereitschaft der Menschen, sich zunehmend wider die Natur und ihrer unerschöpflichen Kraft zuzuwenden, kann nicht hoch genug eingeschätzt werden. Die Menschen erkennen auch immer mehr, daß das „Körper-Seele-Geist-Prinzip" unumstößlich ist. Die Schöpfung hat diese Einheit so gewollt. Und nur in dieser Einheit sind wir lebens- und existenzfähig. Jede Disharmonie eines Teils dieses Prinzips hat unweigerlich Krankheit zur Folge. Aber der Mensch ist auch - eben durch das „Körper-Seele-Geist-Prinzip" - gewissermaßen reparabel. Das heißt, der therapeutische Wert von „Selbsthilfe durch Lebenshilfe" bietet weit mehr als nur körperliches Wohlbefinden, die Seele wie auch der Geist sind „reparabel".

Verehrte Leser, bitte studieren Sie dieses Buch wieder und wieder. Sie werden bald feststellen, daß Ihre positiven Gedanken selbst eine Art „Therapie" darstellen. Ihr Umfeld wird damit auch positiver. So gesehen dienen Sie nicht nur sich selbst!

Das vorliegende Buch will Ihnen bei Magen- und Darmbeschwerden helfen. Die vom Autor erarbeiteten Programme, Naturheilverfahren, Verhaltensweisen und Aktivitäten, werden Ihnen von Nutzen sein. Sie müssen es nur tun! Die Kausalität aller in diesem Buch aufgezeigten Aspekte wird dazu beitragen, sich Ihres Lebens bewußter zu werden. Versäumen Sie aber nicht, bei akuter Erkrankung einen Arzt aufzusuchen.

KLEINE HISTORIE DER MENSCHHEIT

Obwohl die Menschen bildungsmäßig einen gewaltigen Schritt nach vorn gemacht haben, liegt ihr Wissen über den eigenen Körper sehr im Argen. Ihre Kenntnisse sind mangelhaft, wenn es um elementare Lebensvorgänge geht. Die den Menschen anhaftende Unzulänglichkeit trägt wesentlich dazu bei, selbst ernstzunehmende Warnsignale des Körpers auf die leichte Schulter zu nehmen oder sie gar zu ignorieren.

Diesem Dilemma steht jeder gegenüber, der helfen oder heilen will. Andererseits wird so jede Präventiv-Therapie unmöglich gemacht. Das bedeutet aber auch, daß die Ursachenerkennung im körperlichen Bereich äußerst schwierig wird. Erst der akute Krankenstand bringt die Menschen dazu, sich behandeln zu lassen. Das soll aber wiederum nicht bedeuten, bei jedem x-beliebigen Unwohlsein gleich den Heiler zu konsultieren.

Hier, und in vielen anderen Situationen, gewinnt das Prinzip „Selbsthilfe durch Lebenshilfe" eine immer größer werdende Bedeutung. Man wird sich und anderen zu helfen wissen. Machen wir uns jedoch definitiv klar: Wenn die Ursache einer Erkrankung nicht erkannt und beseitigt wird, ist eine Heilung nicht möglich! Ein Herumkurieren an Symptomen ist zwecklos. Man stopft ein Loch, und an anderer Stelle wird ein neues aufgerissen. Richtig ist: Wird die Ursache einer Erkrankung – gleich ob im Körper-, Seele- oder Geist-Bereich erkannt und beseitigt, sorgen die dem Körper innewohnenden Selbstheilungskräfte für Gesundung. Das klassische Wort: „Natura sanat, medicus curat" = die Natur heilt, der Arzt hilft dabei, behält seine Gültigkeit!

Erinnern wir uns, wie das Leben entstand? Im Urmeer, wahrscheinlich schon vor Jahrmilliarden, hatte sich aus Atomen ein Eiweißmolekül gebildet. Ohne Leben, wie alle vorhandene Materie auch. Der Wille der Schöpfung war, diesem Eiweißmolekül ein Eigenleben zu geben. Hierin liegt das eigentliche Mysterium der Schöpfung! Wir Menschen werden das niemals ergründen - und das ist gut so!

Alles andere, die Bildung einer Zelle, die daraus resultierenden Organismen, Zell-Verbände und schließlich das Entstehen ganzer Lebens-Systeme, muß wohl als Schöpfungsplan begriffen werden. Wir Menschen stehen an der Spitze aller Entwicklung. Ob der Mensch, wie er sich heute darstellt, genauso vorgesehen war, kann niemand sagen. Fest steht, daß das Leben in eine Umwelt gestellt wurde, dessen materielle Voraussetzungen andere Entwicklungen nicht zuließen.

Ungezählte Anpassungen an die Umwelt, der Urtrieb der Arterhaltung und Fortpflanzung, die Artenauswahl, die genetisch bedingte Weitergabe von Erbinformationen, waren und sind unwiederholbare Entwicklungen. Die Verfeinerung und Spezialisierung der Erbinformationen - bis hin zur Selektion nicht lebensfähiger Systeme, ist aber nicht das Ende der Evolution.

So hat sich der Schöpfungsplan mit einer unbeschreiblichen Logik und Konsequenz bisher erfüllt. Wir Menschen können das alles nur in Demut und Ehrfurcht gegenüber der Schöpfung begreifen. Seien wir uns dessen stets bewußt...

DIE DIATHESEN (angeborene Krankheitsbereitschaft)

DIE LITHÄMISCHE DIATHESE

Das sind Menschen, bei denen der Harnsäurespiegel zu hoch ist. Die Folgen sind meist Rheumatismus, Blasen-Nieren- oder Gallensteine. Bedingt durch die heutige sehr säurereiche Nahrung lagern sich erhebliche Schlacken im gesamten Bindegewebe ab. Gefäß- und Stoffwechselerkrankungen sind die Folge. Leider ist die Harnsäure im Körper schlecht löslich. Daher ist die lithämische Diathese in unserer Zeit von großer Bedeutung.

DIE LYMPHATISCHE DIATHESE

Hier handelt es sich um Menschen, bei denen das endokrine Drüsensystem (zusammenfassender Begriff für Drüsen mit innerer Sekretion, z.b. Schilddrüse, Hypophyse, Bauchspeicheldrüse), nicht richtig funktioniert. Die Folgen können sein: Polypen, Mandelwucherungen, sporadisch auftretende Koliken, häufiges Erbrechen, aber auch Appetitlosigkeit - mit eventuellen Folgen für den ganzen Stoffwechsel. Auch hier spielt der Säuregehalt der Nahrung eine große Rolle.

DIE EXSUDATIVE DIATHESE

Wer es mit Ekzemen, Hauterkrankungen, zu dünnem Stuhlgang, aber auch Asthma zu tun hat, erfüllt die Voraussetzungen der exsudativen Diathese. Der Grund hierfür liegt in einer angeborenen Haut- und Schleimhautschädigung.

DIE DYSKRATISCHE DIATHESE

Diese Diathese ist sehr heimtückisch. Sie birgt die Anlage zu Blutkrankheiten in sich, zu endokrinen Störungen und Präkanzerosen. Das heißt, zu Erkrankungen, die zum Krebs führen können; vor allem im Magen-Darm Bereich. Auch hier ist ein desolates Bindegewebe meist die Ursache.

DIE PSYCHOPATHISCHE DIATHESE

Leider zeigt diese Diathese absolute Degenerations-Erscheinungen: Über Kapital-Verbrechen, Asozialität, krassem Egoismus, bis hin zur Idiotie, sind alle geistig negativen Entwicklungen möglich. Abnorme Triebstrukturen und Gefühlskälte sind auslösende Faktoren. Der Autor ist der Überzeugung, daß diese Diathese letztlich das Resultat inzestischer Vorkommnisse in der Vergangenheit sein muß.

DIE NEUROPATHISCHE DIATHESE

In dieser Diathese kommen alle Krankheiten in Betracht, deren Ursachen nicht durch organische Funktionsstörungen bedingt sind, sondern durch ein labiles, vegetatives Nervensystem ausgelöst werden. Eine Hyper-Sensibilität von Herz, Magen, Leber, Galle und Bauchspeicheldrüse, ist in jedem Falle gegeben. Zwangsläufig müssen alle psychosomatischen Abnormitäten mit einbezogen werden. Die Ursachen der neuropathischen Diathese - neben ererbten Schwachpunkten des vegetativen Nervensystems - sind vor allem Negativ-Erlebnisse, die bis in die früheste Kindheit zurückgehen können - ja sogar im embryonalen Zustand erlebt worden sind. Eine psychotherapeutische Behandlung ist hier notwendig. Hilfen finden Sie aber auch in diesem Buch!

Verehrte Leser, lassen Sie mich aus diesem Kapitel eine für Sie wichtige Feststellung treffen: Wenn Sie bereit sind, Selbstdisziplin, Toleranz, Harmonie und eine natürliche Lebensweise zu praktizieren, wird Ihnen vieles erspart bleiben, was anderen Kummer, Leid und Krankheit bringt. Dieses Buch befaßt sich noch im einzelnen mit solchen Detailfragen...

WAS HEIßT KRANKHEITSBEREITSCHAFT?

Wie jeder weiß, kann sich niemand genetisch ererbter Formen, Strukturen, Veranlagungen usw. entziehen. Der Begriff „Konstitution" umschreibt sämtliche Eigenschaften eines Individuums. Neben Charaktereigenschaften, Lernfähigkeit oder körperlicher Leistungsfähigkeit - um nur einige zu nennen - können leider auch Erbkrankheiten, zum Beispiel Epilepsie (Fallsucht), Rot-Grün-Blindheit, Bluterkrankheit oder Taubstummheit erworben werden.

In jedem Falle haben alle Menschen in ihren Körpern sogenannte „Schwachpunkte". Das heißt, unter bestimmten Umständen kann er ganz bestimmte Krankheiten erleiden. Wenn die drei bestimmenden Lebens-Faktoren Vererbung, Umwelt und Selbstdisziplin nicht im Einklang sind, muß mit bestimmten Erkrankungen gerechnet werden.

Es ist äußerst wichtig, daß Sie die einzelnen Diathesen (angeborene Krankheitsbereitschaft) und die entsprechenden Definitionen kennenlernen. Vieles läßt sich aus dieser Kenntnis, die auch zu Erkenntnissen führen kann, vermeiden.

DIE GESUNDHEIT AUS ESOTERISCHER SICHT

Wenn gerade an dieser Stelle der Begriff „Esoterik" erläutert wird, hat das seinen besonderen Grund: Zum einen deckt sich das absolut mit dem „Körper-Seele-Geist-Prinzip", zum anderen unterstreicht es besonders die Feinstofflichkeit des menschlichen Seins.
Der Begriff „Esoterik" kommt aus dem Griechischen und bedeutet „Eingeweiht sein". Worin aber eingeweiht sein? In die Philosophie altgriechischer Denkweisen! Das heißt, den Pluralismus der drei Wahrheiten Erkenntnis, Moral und Natur didaktisch zu verbreiten und zu vervollkommnen; das galt damals nur für „Auserwählte". Das Volk hatte keinen Anteil daran, es war versklavt. Der Grund hierfür ist klar: je Unwissender die Menschen waren, um so leichter konnte man sie beherrschen; was sich übrigens in vielen Teilen unserer heutigen Welt nicht geändert hat!

Diese Grundstruktur findet man bei allen altgriechischen Philosophen: von Pythagoras um 500 v.Chr. über Sokrates, 470-399 v.Chr., Demokrit, 460-370 v.Chr., Plato, 427-347 v. Chr. bis hin zu Aristoteles, 384-322 v. Chr.

Eine bemerkenswerte Tatsache dieser großen Denker wird jedoch zu wenig beachtet: Sie stellten zwar hervorragende, philosophische Theorien auf, unterließen es jedoch, ihre Theorien experimentell zu untermauern. Sie wähnten sich eben „Göttergleich", also brauchten sie keine Beweise ihrer Theorien - es sind reine Geisteswissenschaften. Dennoch sind sie für uns die Basis naturwissenschaftlicher Erkenntnisse. Die Ethik, die Logik und die Physik bauen darauf auf.

Aber Demokrit war der erste Physiker unter ihnen. Er er-kannte: Alles im Universum ist fließend und alle Materie besteht aus Atomen. Diese neue, von Demokrit postulierte Weltsicht, war der Beginn späterer Philosophien über Materialismus (stofflich), Spiritualismus (geistig), Dualismus (manches ist Geist oder Materie), und Pantheismus (Geist und Materie). Es wird letztlich zu einer Synthese von Philosophie, Wissenschaft und Metaphysik kommen müssen, wollen wir das menschliche Sein besser begreifen...

Uns genügen diese philosophischen Grundbetrachtungen! Sie waren aber notwendig, um aus heutiger Sicht esoterische Einflüsse auf unsere Gesundheit zu erklären. Es mag durchaus sein, daß solches Wissen allein schon individuell positive Wirkungen erzeugt.

Gehen wir also davon aus, daß unser Körper ein eigenes Energiefeld besitzt, das elektromagnetische Wellen aussendet. Gehen wir weiter davon aus, daß diese Energiefelder mit allen Energiefeldern des Kosmos in Verbindung stehen, bzw. kooperieren. Dann sind wir Menschen ein winziges Energie-Teilchen des Universums und unterliegen den absoluten Naturgesetzen. Jeder Verstoß dagegen bedeutet Disharmonie für uns Menschen, also Krankheit. Physikalisch betrachtet ist jeder Mensch in sich ein Atomreaktor. Unsere Seele aber ist feinstoffliche Materie und nicht veränderbar. Da feinstoffliche Materie grundsätzlich unabhängig von Zeit und Raum ist

- so auch in der Esoterik - ist unsere Seele unsterblich, also ewig! Wenn also unser Körper die Trägersubstanz unserer Seele ist (Astralleib), und das Universum ein lebendiger Organismus, muß es logisch möglich sein, die Aura (Lichtschein) des menschlichen Körpers sichtbar zu machen. In der Tat hat das die Kirlianfotografie unter Beweis gestellt. Ja selbst bei Tieren und Pflanzen konnten Kraftfelder sichtbar gemacht werden.

Welches Fazit können wir nun aus alledem ziehen? Paracelsus hat es uns vorgegeben: „Alle Krankheit wurzelt im Geiste". Damit meinte er, das Grundübel aller Krankheiten sei ein falsches Bewußtsein - was auch immer man darunter verstehen mag.

Logisch ist demnach, daß Heilung - grob gesehen - nichts anderes bedeutet, als Berichtigung falschen Bewußtseins! Das ist die Metapher (bildliche Redewendung) esoterischer Diagnostik. Mit anderen Worten: Das Körper-Seele-Geist-Prinzip muß verletzt sein, wenn sich Krankheiten einstellen. Ergo muß herausgefunden werden, in welchem Bereich des Körper-Seele-Geist-Prinzips eine Verletzung vorhanden ist. Ist das erkannt und beseitigt, steht einer Heilung nichts mehr im Wege. Die Kausalität von Körper-Seele-Geist scheint Garantie dafür zu sein. Insgesamt gesehen ist die Gesundheit aus esoterischer Sicht ein wichtiger Faktor. Aber eben doch nur ein Faktor.

Wir werden darauf noch zurückkommen und andere, im Zusammenhang stehende, Faktoren kennenlernen. Zum Schluß dieses Kapitels möchte ich ein Wort Goethes zitieren, das zum Nachdenken zwingt: „...wo alles sich zum Ganzen webt, eins in dem anderen wirkt und lebt".

WIE ENTSTEHEN KRANKHEITEN?

Dieses Thema ist so komplex, daß man dicke Bücher darüber schreiben müßte, und doch wäre es nur Stückwerk. Dennoch wollen wir allgemeingültige Kriterien der „Krankheiten" aufzeigen...

Immer neue Erkenntnisse und Forschungsergebnisse zwingen dazu, Althergebrachtes zu revidieren oder scheinbar Unumstößliches ad absurdum zu führen. Hinzu kommt, daß sich unsere Lebensweise ständig ändert, unsere Umwelt einer globalen Wandlung unterworfen ist, bis hin zur Lebensfeindlichkeit. Das Auftauchen immer neuer Krankheiten, Seuchen und Beschwernisse deutet auf eine labiler werdende Konstitution der Menschen hin.

Ist unsere Lage wirklich so apokalyptisch? Schwebt das Damoklesschwert über unseren Köpfen? Ich sage nein! Vieles spricht zwar dafür - aber weitgehend nur in einer uns Menschen systematisch aufoktroyierte Negativ-Einstellung zum Dasein! Schlechthin: Das Böse will uns eine Welt vorgaukeln, die es niemals geben wird! Der uns innewohnende „Gottesfunke" ist ein unüberwindbarer Schutzschild!

Es wäre müßig, an dieser Stelle Schuldzuweisungen zu apostrophieren, wie es den Rahmen dieses Buches sprengen würde. Halten wir uns besser an objektive Tatbestände, die jeder begreifen und nachvollziehen kann.

Wie entstehen also Krankheiten? Bevor wir dieser Frage nähertreten, müssen wir - in Verbindung mit dem Kapitel „Die Gesundheit aus esoterischer Sicht" - die Frage stellen: „Was ist Gesundheit"? Wie bereits festgestellt, bedeutet Gesundheit absolute Harmonie des menschlichen Körper-Seele-Geist-Prinzips. Das bedeutet aber auch strikte Befolgung der Naturgesetze, Harmonisierung mit und in uns selbst, mit unserem Nächsten, mit unserer Umwelt und mit der Schöpfung.

So gesehen wäre unsere Gesundheit theoretisch unangreifbar. Das physiologische Ende unseres Daseins käme dadurch zustande, indem unsere innewohnende Lebenskraft allmählich aufgezehrt würde. Es ist logisch, daß unsere Lebenserwartung demzufolge wesentlich höher liegen würde als es jetzt der Fall ist - man spricht von 130 Jahren! Immerhin gibt es Gegenden, in denen Menschen überdurchschnittlich alt werden. Denken wir nur an den Kaukasus, Himalaja oder den Balkan...

Sucht man nach Gründen dieses hohen Alters, findet man drei übereinstimmende Faktoren: 1. Alle diese Menschen kannten, und kennen die Grenzen ihrer physiologischen Möglichkeiten und halten sie, bei einfachster Lebensweise, ein. 2. Sie haben sich ihr Leben lang körperlich betätigt, ohne ihren Körper zu überfordern. Und 3. (Was mir am wichtigsten scheint) Sie haben sich den inneren Frieden, und die Zufriedenheit bewahrt! - Fürwahr, wie sehr können wir diese Menschen beneiden - oder sogar bewundern!

Damit kommen wir auf das Ausgangsthema dieses Kapitels: „Wie entstehen Krankheiten" zurück. Viele Menschen haben mir auf diese Frage eine - wie sie meinten - logische Antwort gegeben, nämlich: „Wenn man das Gegenteil von dem tut, was die Gesundheit ausmacht". Diese Antwort ist nur zum Teil richtig. Wir werden sehen, warum.

Grundsätzlich kann man davon ausgehen, daß jede physiologische Störung ursächlich mit dem Immunsystem eines Individuums zusammenhängt. Die Aufgabe und Fähigkeit eines intakten Immunsystems besteht darin, alles Artfremde und Schädigende - Viren, Bakterien, Gifte usw. - im menschlichen Körper zu bekämpfen, zu vernichten und auszuscheiden. Normalerweise klappt das auch, sonst wären wir, die wir ständig von Viren und Bakterien bombardiert werden, nicht lebensfähig. Tritt jedoch ein Zustand ein, der das Immunsystem permanent schwächt, z.B. eine widernatürliche Lebensweise, gleich in welcher Form, muß zwangsläufig mit Krankheiten gerechnet werden. Die latent vorhandene Krankheitsbereitschaft (s. Diathesen) wirkt sich dann individuell aus.

Eine weitere Disposition ist die Strahlung elektromagnetischer Wellen. So lange Menschen auf dieser Erde leben, waren und sind sie solchen Strahlungen ausgesetzt. Unser Körper, der ja selbst elektromagnetische Wellen aussendet, kann diese naturbedingte Strahlung ohne Schaden ertragen.

Erst die moderne Atomtechnik - mit all ihren „Errungenschaften" hat es fertiggebracht, ein Übermaß elektromagnetischer Strahlung freizusetzen, die radioaktiv sind! Eine menschenverachtende, verantwortungslose Gruppe stellt das Leben auf dieser Erde in Frage! Menschliche Unzulänglichkeit ist Garantie dafür, daß es früher oder später zu Katastrophen ungeahnten Ausmaßes kommen wird! Bereits jetzt sind irreparable Schäden an Mensch und Natur zu beobachten.

Die Ausrede, die Energieversorgung ließe keine andere Wahl, ist so falsch wie pharisäerhaft. Eine in sich pervertierende Wissenschaft - deren mächtige Repräsentanten allein über „Forschung und Lehre" bestimmen - wird Irrtümer niemals eingestehen. Dabei ist längst bewiesen, daß Sonnenkraft, Wasserstoff und Wind bessere Energieträger sind als durch Kernspaltung erzeugte Energie. Entsprechende Techniken sind bekannt und realisierbar, ohne Schädigung von Mensch und Natur!

Eine weitere Komponente ist die chemische Verseuchung von Boden, Luft und Wasser. Dadurch bedingt, gibt es kaum noch naturbelassene Lebensmittel. Indem wir heute essen und trinken, stellen wir die Widerstandskräfte unseres Körpers vor immer neue Probleme. Scheinbar ein Teufelskreis.

Aber eben nur scheinbar, wie wir noch sehen werden! Diese Ausführungen aber waren notwendig, Ihnen, verehrte Leser, Anhaltspunkte für das Entstehen von Krankheiten zu geben, aber unausweichlich ist das nicht! Auch hier will das Buch Wege und Möglichkeiten aufzeigen, Hilfen anbieten. Mag das eine oder andere auch beschwerlich erscheinen. Aber das scheint nur so! Vieles tun Sie ohnehin, instinktiv. Und so leicht es dem einen oder anderen fiel, sich an Laster zu gewöhnen, wird eine Bewußtseinsveränderung dazu führen, Fehler des Lebens leicht zu korrigieren. Es ist ein gutes Gefühl, das zu wissen.

WAS SIND „SELBSTHEILUNGS-KRÄFTE"?

Nachdem wir uns, notwendigerweise, im vorangegangenen Kapitel mit zum Teil sehr negativen Aspekten unserer Gesundheit beschäftigen mußten, kommt in diesem Kapitel die ganze Vitalität menschlichen Daseins zum Ausdruck.

Selbstheilung im physischen Sinne kann nur so verstanden werden, daß der Körper die Fähigkeit besitzt, in oder an ihm vorhandene Krankheiten selbsttätig zu heilen (der innere Arzt). Das setzt jedoch eine bestimmte Kontinuität (Stetigkeit) physiologischer Gegebenheiten voraus (z.B. regelmäßige Mahlzeiten, individuelle Ruhephasen, genügend Bewegung, richtiges Atmen usw.).

Im Kontext (Zusammenhang) damit steht in erster Linie die momentane, physische Grundverfassung des Einzelnen. So kann man nicht davon ausgehen, daß Selbstheilung automatisch erfolgt. Beseitigt man aber die Fehler des Lebens - und das ist erreichbar - steht einer naturgegebenen Selbstheilung nichts mehr im Wege.

Was aber ist die Kraft, die solches ermöglicht oder bewirkt? Bisher haben wir ja nur von „Selbstheilung" gesprochen. Unser Thema aber lautet: „Was sind Selbstheilungs-Kräfte"?

Zum besseren Verständnis ist eine Definition des Begriffes „Kraft" notwendig: Die physische Kraft ist ein Produkt aus Masse und Geschwindigkeit (stoffliche Energie und Bewegung). Darauf beruht auch die Funktion unseres Körpers. Demgegenüber steht die geistige Kraft, die lediglich bewegende Kraft. Sie wird auch als sich fortpflanzende Bildekraft definiert. Sie ist durch das Bewegungsvermögen allein nicht erklärbar, übertrifft jedoch die Potenz rein physischer Kraft erheblich.

Für uns gesehen sind beide Kräfte relevant. Das heißt, daß unser Körper - gewissermaßen als Antrieb - physische Kraft braucht, um psychische „Befehle" umzusetzen. Daraus geht hervor, daß die Emanenz (geistige Ausstrahlung) unseres Geistes (Seele) erst den Menschen ausmacht. Sie ist das geistige Analogon zur Wirkung, also eine Folge. Das kann natürlich positive wie auch negative Folgen haben. Wir befassen uns jedoch mit der Wirkung des Positiven, sonst kämen niemals Selbstheilungskräfte zustande: Wird das „Körper-Seele-Geist-Prinzip" in Ordnung gebracht, werden wirklich automatisch die uns innewohnenden „Selbstheilungs-Kräfte" wirksam. Selbstverständlich unter Einbeziehung relevanter Maßnahmen und Verhaltensweisen. So lassen sich, und nur so, außergewöhnliche Heilerfolge erklären, die nach klassisch medizinischer Auffassung nicht erklärbar sind. Selbst medizinische Laien - oder Medien - haben oft solche Heilerfolge. Sie als Scharlatanerie abzutun, wäre billig, das käme einer Verleugnung der menschlichen Seele gleich.

Der größte „Heiler" aber ist der Glaube. Der Glaube an die göttliche Allmacht, der Glaube an die elementare Kraft der Liebe, der Glaube an sich selbst und die Um- und Mitwelt und schließlich der Glaube an die Unzerstörbarkeit der Seele!

Sehen Sie, verehrte Leser, wie stark und einmalig, in einem jeden von uns, die „Selbstheilungs-Kräfte" sind? Der biblische Satz: „Der Glaube versetzt Berge", macht auch Sie stark! Es wäre ein Frevel, wollte man das nicht nutzen. Aber Sie werden es tun!

DIE CHEMIE DES KÖRPERS

Wenn von der Chemie des Körpers die Rede ist, meint man im allgemeinen Funktionen, die von der Leber ausgehend, den Stoffwechsel einleiten. Man spricht ja auch von der Leber (Hepar), als dem „Laboratorium" des Körpers. Das ist zwar richtig, gehört aber in den Bereich „Stoffwechsel-Apparat", und darüber wird noch zu reden sein.

Nein, die Chemie des Körpers zeigt die Anatomie auf. Das heißt, die chemische Zusammensetzung und den Aufbau des menschlichen Körpers. Es ist wichtig, Ihnen, verehrte Leser, etwas Grundwissen darüber zu vermitteln, damit Sie dadurch in der Lage sind, anatomische, physiologische wie auch psychische und somatische Zusammenhänge zu erkennen. Das macht es Ihnen auch leichter, das „Körper-Seele-Geist-Prinzip" kausal zu sehen und damit den Logos von „Ursache und Wirkung" zu erkennen.

Die Voraussetzung für den Ablauf aller Lebensprozesse des menschlichen Körpers ist die Einmaligkeit seiner stofflichen (chemischen) Zusammensetzung. So gesehen konnte die Evolution kein anderes Lebewesen schaffen, welches die gleiche Entwicklung genommen hätte, als der Mensch. Aus dieser Einmaligkeit unserer stofflichen Zusammensetzung kann aber auch logisch geschlossen werden, daß nur die Spezies Mensch in der Lage war, ein vernunft-begabtes Wesen zu werden, mit all seinen Stärken und Schwächen. Die Schöpfung hat das so gewollt! „Macht euch die Erde untertan", sagt die Bibel! Der Mensch wurde damit als Heger und Pfleger aller Schöpfung auf der Erde bestellt, als Bewahrer einer natürlichen Ordnung. Was aber haben wir daraus gemacht?

Die Natur wird vergewaltigt, vergiftet, zerstört! Die Tierwelt wird verfolgt, dezimiert und man nimmt ihr den Lebensraum! Damit nicht genug, hat sich der Mensch als „Herrscher der Welt" aufgeschwungen und steht im Begriff, die Schöpfung und damit sich selbst in Frage zu stellen. Sogenannte „Wissenschaftler" wollen uns weismachen, daß das alles „Fortschritt" sei! Ein tödlicher Zynismus ohnegleichen! Vor allem auch deswegen, weil ein Großteil moderner „Errungenschaften" - z.B. Gen-Manipulation, Plutonium-Technik, Boden-, Luft- und Wasser-Chemie - absolut verzichtbar sind und nur dem Kommerz dienen!

Die chemische Zusammensetzung des menschlichen Körpers, möchte ich am Beispiel eines Erwachsenen zeigen, dessen Körpermasse 70 Kg beträgt: Diese 70 Kg setzen sich zusammen aus rund 46 Litern Wasser und 24 Kg fester Körpermasse, die sich aus etwa 12 Kg Eiweißstoffen, 7,5 Kg Fett, 3,8 Kg Salzen und 0,7 Kg Zucker zusammensetzt.

Das Skelett (223 Knochen) und das Gebiß sind sogenannte „Hartgebilde", mit dem typischen Aufbau der Zwischenzellsubstanz, in die Kalksalze eingelagert sind. Das Skelett hat reine Stütz- und Trägerfunktionen.

Die elementaren Stoffe des menschlichen Körpers sind in der Hauptsache: Sauerstoff, Kohlenstoff, Wasserstoff, Stickstoff, Kalzium, Chlor, Phosphor, Schwefel, Eisen, Natrium, Helium, Magnesium und Fluor; wobei der Sauerstoff mit 56,1%, der Kohlenstoff mit 28% und der Wasserstoff mit 9,3% am stärksten vertreten sind. Der Wassergehalt des Blutes (ca. 80%), des Skeletts (ca. 28%) und der Muskulatur (ca. 78%) ist meist kolloidal (nichtlöslich) gebunden. Nur ein kleiner Teil ist flüssig: etwa 3 Liter im Blut und 1 Liter in der Lymphe (leitet Stoffe in das Blut zurück).

Hinzu kommt noch die Haut und ihre Anhangsgebilde (z.B. die Haare, oder die weibliche Brustdrüse).Die Haut ist nicht nur das größte Körperorgan, sie ist auch ein „Signalorgan", sie löst Schlüsselreize aus. Viele unserer sozialen Verhaltensweisen richten sich danach aus...

Obwohl ich dieses Thema, „Die Chemie des Körpers", nur grundsätzlich behandelt habe, geht doch die Einmaligkeit der Zusammensetzung (im stofflichen Bereich), des menschlichen Körpers, daraus hervor – und darauf kam es mir an.

DAS VEGETATIVE NERVENSYSTEM

Das vegetative Nervensystem ist ein wichtiger Teil des Zentralnervensystems. Es stellt nämlich die Beziehung zwischen dem Zentralnervensystem, den Drüsen, der Muskulatur, der Hohlorgane, der inneren Organe wie auch dem Herzen her. Für unser Thema: „Wenn Magen und Darm streiken", ist das von großer Bedeutung. Das vegetative Nervensystem steuert auch die Prozesse von Magen und Darm und vermittelt zwischen Psyche und Soma.

Zum besseren Verständnis führe ich auch die wesentlichen Teilnervensysteme an: das motorische (für die Bewegung), das sekretorische (für die Hormonbildung), das animalische (für die Sinneswahrnehmung) und das periphere Nervensystem (für Schmerz- Berührungs- und Temperaturreize). Das Zentralnervensystem hat die Aufgabe, alle Teilnervensysteme zu koordinieren, Informationen zu speichern und letztlich zu verarbeiten.

Die zahlreichen vegetativen Nervenfasern sind mit dem Zwischenhirn verbunden und versorgen den ganzen Körper nach Wirkung und örtlicher Lage der Organe. Um nicht ständig mit voller Nervenleistung tätig zu sein, teilt sich das vegetative Nervensystem in zwei ineinandergreifende Arbeitsphasen: dem Sympathicus und dem Parasympathicus. Während der Sympathicus für den wachen Körper zuständig ist, also mit voller Kraft arbeitet, ist der Parasympathicus für den ruhenden Körper zuständig, er arbeitet mit verminderter Leistung. Auf ein Auto bezogen, wären der Sympathicus das Gaspedal und der Parasympathicus die Bremse. Man kann sich wohl vorstellen, daß ein stets mit maximaler Leistung laufender Motor bald verschlissen sein würde. Er braucht also auch Ruhephasen.

Beim Menschen ist das erst recht so. Das heißt, nach voller Leistung im Wachzustand muß eine Regenerationsphase im Ruhezustand erfolgen. Ist dieser naturbedingte Zustand gestört, ist logischerweise ein normaler Ablauf aller Körperfunktionen unmöglich. Im Magen-Darm-Bereich wirkt sich das besonders aus. Neben dem vegetativen Nervensystem hat jedes Organ noch ein in sich ruhendes autonomes Nervensystem. Man kann dieses System auch als eine Art Puffer verstehen, ähnlich einer vorgeschalteten

Sicherung im Stromkreislauf. Interessant ist, mit welcher Geschwindigkeit eine Erregung im vegetativen Nervensystem weitergeleitet wird. Je nach Dicke der Nervenfasern beträgt sie 15-120 m/sek. Erstaunlich, nicht wahr?

Was kann nun bewirken, daß das vegetative Nervensystem gestört wird? Dazu muß man zunächst wissen, wann und wodurch Nervenzellen absterben: Nervengewebe ist sehr empfindlich. Es leidet schnell unter Ernährungsstörungen. Schon eine Zwei-Minuten-Sperre des Blutzuflusses genügt, um Nervenzellen absterben zu lassen. Entscheidend bei der Schädigung des vegetativen Nervensystems sind die Synapsen (Schaltstellen). Sind diese nicht funktionsfähig, treten zwangsläufig - ähnlich einer Kettenreaktion - mannigfaltige Beschwernisse auf. In jedem Falle sind Störungen im Magen-Darm-Bereich zu erwarten.

Die Hauptursachen einer Störung des vegetativen Nervensystems liegen zum einen im seelischen Bereich. Bedingt durch Streß, eine unglückliche Ehe, Schwierigkeiten im Beruf, negative Lebenseinstellung, gravierende Erlebnisse usw. Zum anderen - was sich aus dem Vorangegangenen ergeben kann - der Konsum von Alkohol, Nikotin, Koffein oder Drogen. Leider spielt auch heute die Verseuchung von Luft, Wasser und Boden eine große Rolle. Kohlenoxyde, Blei, Kadmium, Arsen, radioaktive Strahlung - um nur einige zu nennen - belasten unser gesamtes Nervensystem ganz außerordentlich. Eine allgemeine Neurasthenie (Nervenschwäche) kann die Folge sein. Das Nachlassen der Sensibilität (Empfindungen) und der Reflexe sind daher sehr ernst zu nehmen.

Es ist hier zu fragen: Hat unser vegetatives Nervensystem denn überhaupt noch eine Chance, normal zu funktionieren, sodaß wir relativ gesund bleiben können? Aber sicher: Nicht nur, daß wir Menschen die Fähigkeit der Anpassung und des Denkens besitzen. Darüber hinaus ist, bei einiger Selbstdisziplin, jeder in der Lage, Fehler der Lebenshaltung, des Konsums, zum Teil auch der Umwelt, zu korrigieren.Nehmen Sie die Hilfen dieses Buches an! Sind Sie einsichtig, dann wird Ihr Leben wieder einen guten Sinn haben, in allen Bereichen.

DAS VERDAUUNGS-SYSTEM

Das für unsere Betrachtung so wichtige Verdauungs-System beginnt im Mund und endet mit dem Mastdarm bzw. dem After. Zum System gehören: Mund, Speiseröhre, Magen, Zwölffingerdarm, Dünndarm, Dickdarm, Mastdarm und der After. Als Organe sind in erster Linie Leber, Galle und Bauchspeicheldrüse beteiligt.

Wir wollen in diesem Kapitel beschreiben, welchen Weg die Nahrung durch das Verdauungs-System nimmt, und was sich im einzelnen dabei tut.

Die Verdauung beginnt bereits im Mund. Gutes Kauen und Zerkleinern der groben Nahrung ist Voraussetzung einer guten Verdauung. Hierbei spielen die Zähne eine große Rolle. Es muß genügend Kaufläche vorhanden sein, da sonst der Speisebrei nicht fein genug zermahlen wird. Die Folge wäre schon jetzt eine Überbeanspruchung des Magens; der Magen hat schließlich keine Zähne. Aber wichtig ist auch, daß nur durch gutes Kauen das im Speichel vorhandene Ferment Ptyalin mit dem Speisebrei vermischt werden kann. Das ist die Grundvoraussetzung der Verdauung überhaupt.

Angenommen, wir haben einen Bissen im Mund. Nachdem wir ihn gut zerkaut und mit Speichel vermischt haben, können wir ihn schlucken. Dabei zieht sich die ringförmige Rachenmuskulatur zusammen und schiebt den Bissen nach unten zum Mageneingang. Nun liegen Luft- und Speiseröhre eng beieinander. Um ein Verschlucken zu verhindern, schiebt sich ein Klappenventil (die Epiglottis) über die Luftröhre und so löst sich dieses Problem.

Der Bissen fällt aber nicht einfach die Speiseröhre hinab. Er wird von der Ringmuskulatur der Speiseröhre abschnittsweise zum Mageneingang befördert. Am Mageneingang selbst befindet sich ebenfalls eine Ringmuskulatur, die aber nicht mehr dem freien Willen unterworfen ist, sondern vom Gehirn gesteuert wird.

Und das hat seinen besonderen Grund: Von dieser Ringmuskulatur aus geht ein Signal an das Gehirn. Dort wird geprüft, ob der Bissen dem Körper zuträglich ist. Erst dann - wenn körpergerecht - öffnet sich der Mageneingang und läßt den Bissen passieren. Diese Schutzfunktion der Cardia (Ringmuskel), ist absolut notwendig und kann über Leben oder Tod entscheiden. Bei kleinen Kindern, die z.B. Spülmittel oder Lauge getrunken haben, ist diese Schutzfunktion gut zu beobachten. In solchen Fällen ist zwar eine Verätzung der Mundschleimhaut und der Speiseröhre festzustellen, jedoch weniger im Magen, der durch die sich nicht öffnenden Cardia weitgehend geschützt wurde.

Ist unser Bissen nun als „körpergerecht" erkannt, öffnet sich die Cardia und er gelangt in den Magen. Der ein wenig sackförmig gestaltete Magen ist innen mit einer Schleimhaut ausgekleidet, in der verschiedene Drüsen die Magenverdauung gewährleisten. Die wichtigsten sind die Salzsäuredrüsen (zur chemischen Aufbereitung der Eiweiße), reine Verdauungsdrüsen, und die Schleimdrüsen (sie überziehen die Schleimhaut mit einer Schutzschicht gegen Säuren und Fäulnis).

In der Magenwand selbst befinden sich kreuz- und quergestreifte Muskeln, die den Nahrungsbrei durchmischen. Dieser Vorgang dauert oft stundenlang. Das sollte man bei der Auswahl der Speisen bedenken. Schwerverdauliches bleibt oft zu lange im Magen und verursacht Schäden an der Magenschleimhaut. Sodbrennen und Völlegefühl sind typische Anzeichen dafür. In der Tat ist die häufigste Art der Magenerkrankung die Gastritis (Magenschleimhautentzündung). Sie entsteht vorwiegend dann, wenn die Säureproduktion entweder zu gering oder zu hoch ist. Da der ganze Verdauungsapparat harmonisch miteinander verbunden ist und sich funktionell ergänzt, wird nicht nur der Magen in Mitleidenschaft gezogen, sondern das ganze System.

Werden nun Nahrungsfehler und eine meist einhergehende Störung des vegetativen Nervensystems nicht beseitigt, kann es zu Geschwüren am Magen - öfter jedoch am Magenausgang - kommen.

Damit ist unser Bissen, der längst zum Speisebrei geworden ist, am Magenausgang angelangt. Dort trifft er auf einen ringförmigen Schließmuskel, der ebenfalls nicht dem eigenen Willen unterworfen ist, dem Magenpförtner (Pilorus). Dieser hat die Aufgabe, die vorverdaute Nahrung Portionsweise in den sich anschließenden Zwölffingerdarm zu leiten. Erst wenn der Zwölffingerdarm entleert ist, öffnet sich der Magenpförtner wieder, und läßt weiteren Speisebrei hinein.

Der Zwölffingerdarm ist zwar das kürzeste, jedoch wichtigste Darmstück. Seinen Namen hat er, weil seine Länge, der Länge von zwölf Querfingern entspricht. An ihm bilden sich auch die sehr schmerzhaften Zwölffingerdarmgeschwüre (ulcus duodeni). Die Ursachen sind die gleichen, wie beim Magengeschwür (ulcus ventriculi).

Die besondere Bedeutung des Zwölffingerdarms liegt darin, daß in ihm, von unten her, der Ausführungsgang der Bauchspeicheldrüse und von oben her der Gallengang einmünden. Während die Bauchspeicheldrüse (Pankreas) das zur Eiweißverdauung notwendige Trypsin und zur Kohlehydrataufspaltung lebenswichtige Insulin produziert, sorgt die von der Leber produzierte und von der Gallenblase eingeleitete Galle für die chemische Aufbereitung der Fette (Fettemulgierung). Die Zwölffingerdarm-Schleimhaut sondert selbst auch Fermente für die Eiweißverdauung ab. In dem Kapitel „Stoffwechsel-Apparat" kommen wir darauf zurück.

Ohne besonderen Übergang kommt nun der Speisebrei in den Dünndarm. Der Dünndarm - etwa 5-7 Meter lang - liegt, stark verwunden, im Bauchraum. Seine Aufgabe im oberen Teil ist, die jetzt aufgeschlossene Nahrung an die Blut- und Lymphbahn abzugeben. Im unteren Teil werden bereits Schlacken und Abfallstoffe des Blutes und der Lymphe, aufgenommen. So gesehen ist der Dünndarm Aufnahme- wie Abgabeorgan. Seine Schleimhaut ist mit feinsten Darmzotten (Schleimhautgebilde) ausgestattet. Diese gewährleisten Diffusion (Darmdurchdringung) in jede Richtung. Die Muskulatur des Dünndarms sorgt dafür, daß der immer mehr ausgelaugte Speisebrei und die aufgenommenen Schlacken nach unten befördert werden.

Nun tritt der Dünndarm in den Dickdarm ein. Dieser Eintritt ist durch eine ventilartige Klappe abgesichert, so daß wohl eine Darmpassage zum Dickdarm, aber nicht umgekehrt, erfolgen kann. Im Dickdarm werden die bis dahin dünnflüssigen Abfallstoffe eingedickt, indem Flüssigkeit rückgeführt wird. Eine starke ringförmige Quermuskulatur sorgt für den schubartigen Transport des immer dicker werdenden Kots in den Mastdarm, bis Stuhldrang entsteht, der sich durch den After entleert.

Unser Verdauungs-System dient also zunächst der Aufschließung und Abgabe lebensnotwendiger Stoffe. Zum anderen der Aufnahme und Ausscheidung von Schlacken, die durch den Energiehaushalt unserer Organe - wie Asche beim Ofen - entstanden sind. Diese grobe Zusammenfassung reicht sicher aus, das Verdauungs-System grundsätzlich zu verstehen.

Damit können wir die Reise durch unser Verdauungs-System beenden. Ist es nicht beeindruckend, welche Mechanismen die Natur erfunden hat, uns das Leben zu ermöglichen? Aber dieses System ist auch hochempfindlich. Paracelsus hat uns gesagt: „Der Tod sitzt im Darm." Daraus müssen wir die Erkenntnis ziehen: Ist das Verdauungs-System nicht in Ordnung, kann der Körper nicht gesund sein. Siechtum und Leiden aber sind vermeidbar, wenn auch scheinbar liebgewordene Gewohnheiten geopfert werden müssen. Denken Sie immer daran!

DER STOFFWECHSEL-APPARAT

Dieses Kapitel ist eine notwendige Erweiterung des Themas „Das Verdauungs-System". Während wir dort den Weg der Nahrung durch das Verdauungs-System, das insgesamt zum Stoffwechsel-Apparat gehört, beschrieben haben, geht es jetzt um die Frage: „Wie, warum und wodurch geschieht Stoffwechsel?"

Dazu müssen wir die Leber, die Milz und die Nieren einbeziehen; wobei die Leber als „Laboratorium des Körpers" die wichtigste Rolle spielt. Eine Kurzbesprechung dieser Organe erfolgt im Verlaufe dieses Kapitels.

Also grundsätzlich: Ohne Wasser geht überhaupt nichts. Weil sich alle Stoffwechselprozesse in wäßrigen Lösungen vollziehen und der Körper nur geringe Mengen Wasser speichern kann, werden an den Wasserhaushalt hohe Anforderungen gestellt. Darunter versteht man die Gesamtheit der Vorgänge im Körper, die Transport, Verwertung und Abgabe von Wasser betreffen. Ein Erwachsener z.B. nimmt in 24 Stunden etwa 1300 ml Wasser durch Getränke und 1000 ml durch Speisen in sich auf. Durch Verbrennungsvorgänge bei der Verdauung kommen noch 350 ml hinzu. Diese insgesamt 2650 ml werden mit etwa 1500 ml mit dem Harn, 450 ml über die Haut und 550 ml mit der Atmung ausgeschieden und nur mit 150 ml durch den Kot.

Bei Krankheiten oder starker körperlicher Belastung ändern sich diese Normalwerte ganz erheblich und damit gerät der Wasserhaushalt in Unordnung - mit mitunter schweren Folgen für die funktionelle Tätigkeit des Körpers.

Der Stoffwechsel selbst umfaßt die Gesamtheit aller chemischen Vorgänge im Körper. Das heißt, der Aufnahme, der Umsetzung und dem Abbau derjenigen Stoffe und Substanzen, die zum Bestehen des Organismus und zur Aufrechterhaltung seiner Funktionen notwendig sind. Die Energie, die der Stoffwechsel-Apparat für seine Tätigkeit braucht, stammt aus dem enzymatischen Abbau körpereigener Stoffe. Diese wiederum müssen durch ständige Nahrungsaufnahme ergänzt werden, selbst bei völliger Ruhe braucht der Körper zur Aufrechterhaltung seiner Funktionen Energie.

Woraus resultiert nun diese Energie? Die Grundbestandteile sind Kohlehydrate, Fette und Eiweiße; sie stellen die notwendigen Kalorien bereit. Zum besseren Verständnis definiere ich den physikalischen Wert einer Kalorie: Eine Kilokalorie ist die notwendige Wärmemenge, 1 Kg Wasser von 14,5 auf 15,5 Grad Celsius zu erhöhen. Sie ist also eine reine Wärmeeinheit, von der alles ausgeht...

Neben den Kalorien sind Vitamine, Mineralstoffe und Salze wichtige Energie-Lieferanten. Vitamine sind lebensnotwendige, organische Verbindungen und für den Zellstoffwechsel unentbehrlich. Sie gewährleisten auch die Erhaltung und das Wachstum des Körpers. Die wichtigsten Vitamingruppen sind: A-D-E-K als fettlöslich und B-C als wasserlöslich. Die Mineralstoffe und Salze haben wir bereits im Kapitel „Die Chemie des Körpers" kennengelernt. Ein besonderer Hinweis gilt dem Natriumchlorid (Kochsalz). Hier geschehen die meisten Ernährungsfehler.

Für einen Erwachsenen sollte die Tagesmenge zwischen 10 und 20 Gramm betragen. Bei Überschreitung von 20 Gramm tritt eine übermäßige Wasserspeicherung ein, die auf Dauer zu Herz- und Nierenschäden führt. Bei Unterschreitung von 10 Gramm tritt Flüssigkeitsmangel ein, was auf Dauer eine Bedrohung des Kreislaufs bedeuten würde. Kochsalzverbot ist in jedem Falle angezeigt, wenn Herzfehler oder Nierenschäden vorhanden oder zu erwarten sind. Fragen Sie bei entsprechender Indikation am besten Ihren Arzt.

Das Kapitel „Der Stoffwechsel-Apparat" kann ohne Kurzbesprechung von Leber, Milz und Nieren nicht abgeschlossen werden. Lesen Sie das Folgende bitte sehr aufmerksam...

Wie bereits mehrfach erwähnt, ist die Leber das „Laboratorium" des Körpers. Ihre Aufgaben sind so mannigfaltig, daß bis heute niemand weiß, welche Prozesse sie insgesamt steuert. 105 Funktionen sind bisher klar definiert. Einige davon interessieren uns ganz besonders. Wir werden sie herausgreifen.

Die Leber ist mit einer Masse von etwa 1500 Gramm die größte Drüse des menschlichen Körpers. Sie erzeugt nicht nur die für die Fettverdauung unentbehrliche Gallenflüssigkeit, sie ist auch Filter zwischen Darm und Blutkreislauf. Das aus Magen, Darm und Milz durchfließende Blut wird in ihr von Schadstoffen und Schlacken gereinigt. Weiterhin dient die Leber als Staubecken für die Blutregulierung des Herzens und als Speicher für Fette und Kohlehydrate; insbesondere speichert sie den für die arbeitende Muskulatur notwendigen Treibstoff, das Glykogen - eine Umwandlung des Traubenzuckers. Und sie zerlegt Fette und Eiweiße in ihre Bausteine und setzt sie wieder zu körpergerechten Reaktionsstoffen zusammen. Die Milz ist ein reines Lymphorgan und unmittelbar in die Blutbahn eingeschaltet. Sie spielt eine große Rolle als Blutspeicher und baut gealterte, rote Blutkörperchen ab. Außerdem bildet sie Lymphozyten (Freßzellen) und ist an der Abwehr von Infektionskrankheiten beteiligt.

Die beiden Nieren gehören ebenfalls zu den größten Drüsen des menschlichen Körpers. Ihr Gewicht beträgt 120 bis 200 Gramm. Sie sind mit einem Fettpolster umgeben. Das äußere Nierengewebe besteht aus einer großen Anzahl feinster Kanälchen, die in das Nierenbecken einmünden. Von hier her führt der Harnleiter zur Blase; ihr Fassungsvermögen beträgt 200 bis 450 ml. Bei Harndrang öffnet sich der Blasenschließmuskel und der Harn kann abfließen. Auch die Nieren sind ein Filter, durch den täglich 1000 Liter Blut fließen. Dabei werden Stoffwechselschlacken, insbesondere Salzlösungen, durch Diffusion (Wanddurchdringung) ausgeschieden. Das so gereinigte Blut wird wieder an den Körperkreislauf zurückgegeben

Damit, verehrte Leser, möchte ich die allgemeinen Betrachtungen über den menschlichen Körper und seine Psyche beenden. Sie sind nun in der Lage, Zusammenhänge und Probleme Ihrer eigenen Körperlichkeit einzuschätzen. Diese Voraussetzung aber ist notwendig, wollen Sie den Sinn und die wirklichen Hilfen der nachfolgenden Kapitel verstehen. Nur dann kann Ihnen geholfen werden, wenn Sie überzeugt sind, wenn Sie Selbstvertrauen haben und wenn Sie wissen, daß Sie Ihr Schicksal mitbestimmen.

WARUM MAGENKRANK?

In diesem und den folgenden Kapiteln soll dargestellt werden, wer besonders von Magen- oder Darmkrankheiten heimgesucht wird und warum. Die aufgezeigten Fakten sollen dazu dienen, individuelle Fehler, Versäumnisse und Verhaltensweisen zu korrigieren bzw. abzustellen. Die Konsequenz Ihres Tuns und Ihrer Einsicht ist Gradmesser Ihres gesundheitlichen Erfolges.

Schon lange weiß man, daß Magen- und Darmkranke einem bestimmten Typus angehören. Andererseits weiß man aber auch, daß bestimmte Typen niemals oder kaum daran erkranken. Welche Typen sind das, und was ist der Grund?

Nehmen wir zunächst den Typ, der niemals oder kaum am Magen oder Darm erkrankt: Es sind dies die Phlegmatiker mit sanguinischem Einschlag, Menschen also, mit einem mäßigen Temperament, die nicht gleich alles so ernst nehmen und sich über Probleme leicht hinwegsetzen. Körperlich sind sie meist behäbig bis dick. An ihnen prallt alles ab, was die innere Harmonie stören könnte, das ist ein wichtiges Faktum.

Im Gegensatz dazu sind die „Magentypen" meist reine Choleriker (stark aufbrausendes Temperament), ihre Persönlichkeitsstruktur reicht von rechthaberisch bis hin zu extremer Willensdurchsetzung. Meist sind sie schlank bis hager, mit ausgeprägter Neigung zur Unregelmäßigkeit bei den Eßgewohnheiten. Klappt bei ihnen etwas nicht, schlägt das sofort auf den Magen. Selbstdisziplin und innere Harmonie fehlen fast gänzlich, können und müssen jedoch therapeutisch erworben werden.

Typisch ist auch die Disposition zur „Dyskratischen Diathese" (s. unter Diathesen). Das führt zwangsläufig zunächst zur Schädigung der Magenschleimhaut und später zu Geschwüren am Magen oder Zwölffingerdarm.

An dieser Stelle muß erläutert werden, wie eine Magenschleimhautentzündung entsteht und warum das Magen- oder Zwölffingerdarmgeschwür die Folge ist:

Die Voraussetzung einer Magenschleimhautentzündung ist in jedem Falle eine krankhafte Übersäuerung des Magens. Wie bereits im Kapitel „Das Verdauungs-System" beschrieben, ist der Magen mit einer schützenden Schleimhaut ausgekleidet, um „Selbstverdauung" durch Magensaft zu verhindern. Ein im Blut enthaltener Stoff sorgt für die Erhaltung der Magenwand. Ist aber die Durchblutung der Magenwand an einer bestimmten Stelle gestört, frißt der Magensaft ein Loch in die Schleimhaut und es tritt Selbstverdauung ein. Wird dieser Zustand nicht beseitigt, ist ein Magengeschwür die Folge. Dasselbe gilt auch für das Zwölffingerdarmgeschwür. Klinische Versuche haben übrigens bewiesen, daß ein Stück Magengewebe, in Magensaft gelegt, völlig aufgelöst wird.

Das Magen- oder Darmgeschwür selbst ist nicht mit einem Geschwür oder Furunkel am Körper vergleichbar. Es sind immer kreisrunde Auflösungen der Schleimhaut, die einem gestörten Blutversorgungsgebiet entsprechen. Werden nun solche Geschwüre nicht geheilt - vor allem die Ursache - wird die Magen- oder Darmwand schließlich durchbrochen und es besteht absolute Lebensgefahr. Nur eine schnelle Notoperation kann dann noch helfen. Grundsätzlich aber kann der Magen nur dann erkranken, wenn bestimmte Um- oder Zustände gegeben sind, die mit diesem Buch beseitigt werden sollen. Der Magen ist ansonsten ein „gutmütiges Trampeltier" und verzeiht vieles.

PSYCHOSOMATISCHE EINFLÜSSE

Die Psychosomatik ist die Wissenschaft der Beziehungen zwischen Leib und Seele. Erst in neuerer Zeit hat man die Bedeutung dieser Wissenschaft therapeutisch voll erkannt und ist dabei, sie klinisch zu integrieren. Das ist freilich nicht von heute auf morgen möglich. Immerhin werden nun Menschen mit geistig-physischen Problemen nicht einfach als „Spinner" oder „Simulanten" abgetan.

Obwohl Leib und Seele zwei verschiedene Wirklichkeiten sind, vereinigt sie der Geist in einen Körper. Das Gehirn ist gewissermaßen

- ob bewußt oder unbewußt - der Umschlagplatz alles Geistigen, Psychischen und Physischen. Es ist aber auch die „Müllhalde" negativer Lebensprozesse insgesamt (siehe auch die Kapitel „Die Gesundheit aus esoterischer Sicht" und „Was sind Selbstheilungs-Kräfte?").

Einer Magenerkrankung muß also logischerweise eine psychische Störung vorausgehen; sofern infektiöse Elemente ausgeschlossen werden können. Ebenso logisch ist auch, daß eine Heilung auf chemisch-physikalischem Wege nicht möglich ist. Und wenn auf diesem Wege eine momentane Besserung erreicht wird, so kommt das Krankenbild wieder - früher oder später. Viele Magenkranke wissen ein Lied davon zu singen.

Ursachenbeseitigung heißt hier also nichts anderes, als die Selbstheilungskräfte des Körpers zu stärken bzw. zu aktivieren (s. Kapitel „Was sind Selbstheilungs-Kräfte?"). Notwendige Voraussetzung hierzu ist absolutes Eingeständnis begangener Lebensfehler und der feste Wille zur positiven Änderung.

Das heißt, alles was seelische Spannungen erzeugen kann, gelassener hinzunehmen; ob in der Familie, im Beruf, oder in der Gesellschaft. Zuhören lernen und die Meinung anderer gelten lassen. Vor allem aber, Selbstkritik zu üben und eigene Fehler nicht auf andere zu übertragen. Schließlich die innere Harmonie, den Ausgleich zwischen Wollen und Wirklichkeit, herzustellen.Das geht einfacher als man denkt. Ihr großer Helfer ist die eigene Lebenserfahrung - wenn Sie sie richtig deuten. Eine auf solche Weise wiederhergestellte Harmonisierung zwischen Leib und Seele wird Ihre Gesundheit insgesamt positiv beeinflussen und Sie in der Zukunft unangreifbar machen.

Die Seele des Menschen spiegelt sich zwar in seinem Äußeren. Aber die Demut seines Wesens erst macht die Seele offenbar.

UMWELTEINFLÜSSE

Ich habe lange überlegt, ob und wie ich dieses schwierige Kapitel beschreiben soll. Es wäre einfach gewesen - aber nichtssagend - nur gesundheitsbezogene Aspekte bei Magen- und Darmkrankheiten aufzuführen. Meine Intention geht aber weit darüber hinaus. Ich empfinde eine große Verantwortung Ihnen und der Natur gegenüber. So will ich hoffen, daß die Ernsthaftigkeit meiner Bemühungen, Ihnen helfen zu wollen, erkannt werden möge und bei Ihnen auf fruchtbaren Boden fällt. Daher liegt mir dieses Kapitel besonders am Herzen.

Es ist eine Tatsache, daß viele Krankheiten ursächlich auf lebensfeindliche Umwelteinflüsse zurückzuführen sind. Nur eine Änderung unseres eigenen Verhaltens kann dazu führen, die Umwelt wieder natürlicher zu gestalten. Ihre individuelle Gesundheit ist Grund genug, daran mitzuarbeiten. Die Alibifunktion der Umwelteinflüsse für das Kranksein - vor allem bei Magen- und Darmerkrankungen - ist nicht mehr, als eine rhetorische Floskel; eine Schutzbehauptung für negatives Denken.

Bereits im Kapitel: „Die Chemie des Körpers" habe ich darauf hingewiesen: Die Welt, in der wir leben (müssen), hat kaum noch etwas mit der Welt zu tun, die die Schöpfung uns anvertraut hat. Es war ursprünglich eine Welt, in der Wachstum und gesundes Gedeihen naturbedingte Selbstverständlichkeit war. Umwelteinflüsse hatten mehr oder weniger rein geographischen, geologischen oder meteorologischen Charakter. Sie waren ein Regulativ für die Evolution.

Wäre die Welt früher so gewesen wie sie heute ist, hätten sich alle Lebewesen auf ihr - insbesondere die Spezies Mensch - anders entwickelt oder wären gar frühzeitig ausgestorben. Die Chemie des menschlichen Körpers hätte sich jedenfalls ganz anders dargestellt. So ist der Gedanke gar nicht so abwegig, daß völlig andere Wesen entstanden wären. Aber der Mensch ist glücklicherweise erst seit gut hundert Jahren in der Lage, die Natur so zu vergewaltigen, daß sie zunehmend lebensfeindlicher wird. Politik, Wirtschaft und Wissenschaft haben sich längst als unfähig erwiesen, diesem selbstmörderischen Prozeß Einhalt zu gebieten - ganz im Gegenteil: Die Prämisse „Fortschritt ohne Einschränkung" ist deren Lebensphilosophie. Selbst der Mensch wird bereits gentechnisch manipuliert. Andererseits läßt man zu, daß Millionen Menschen elend zugrunde gehen...

Der Glaube an seine Überlegenheit über die Natur ist der größte Irrtum des Menschen. Aber die Natur setzt Maßstäbe, die uns niemals erlauben werden, sie auf Dauer zu manipulieren oder gar zu brechen! Die noch vorhandenen Naturvölker leben uns „intelligenten und gebildeten" Menschen vor, daß Leben Gesundheit, Glück und Zufriedenheit auch ohne „Fortschrittsglauben" möglich sind. Das soll selbstverständlich nicht bedeuten, auf einen angemessenen Fortschritt verzichten zu sollen. Aber jeglicher Fortschritt muß die Unantastbarkeit der natürlichen Ordnung gewährleisten. So gesehen kann Fortschritt segensreich und gut sein.

Sie und ich, wir alle können dazu beitragen, die natürliche Ordnung wieder ins Lot zu bringen und damit auch unsere Gesundheit. Passen wir unsere Lebensgewohnheiten wieder der Natur an; überlegen wir bei unseren Einkäufen jedweder Art, ob naturbelassene Produkte vorhanden sind. Handeln wir in Zukunft nicht mehr gedankenlos. Lassen wir uns auch nicht länger von den Werbestrategen gängeln, denn nur unsere Kritiklosigkeit beschert ihnen den Erfolg. Und erziehen Sie Ihre Kinder im Glauben an die Schöpfung und die Natur. Das ist ein Auftrag für uns alle!

WAS BEWIRKEN ALKOHOL, NIKOTIN, DROGEN UND MEDIKAMENTE?

„Da flehen die Menschen die Götter an um Gesundheit und wissen nicht, daß sie die Macht darüber selbst besitzen.

Durch ihre Unmäßigkeit arbeiten sie ihr entgegen, und werden so selber durch ihre Begierde zu Verrätern an ihrer Gesundheit."

Demokrit

Mit dieser Feststellung, die Demokrit vor etwa 2400 Jahren getroffen hat, möchte ich dieses Kapitel beginnen. Es hat sich seitdem nichts geändert!

Eines steht mit Sicherheit fest: Der ständige Konsum von Rauschmitteln jedweder Art führt unweigerlich zur Sucht - und damit zwangsläufig zu Gesundheitsschäden!

Entsprechend der angeborenen Krankheitsbereitschaft (s. Diathesen), wirkt sich eine Rauschmittelsucht stets individuell aus. In zwei entscheidenden Körperbereichen jedoch ist bei allen Suchtkranken gleiches festzustellen, nämlich die Schädigung im Magen-Darm-Bereich und der Hirnmasse. Wir wollen hier nicht die vielfältigen Gründe besprechen, die zur Suchtkrankheit führen. Wichtiger ist, den Betroffenen klarzumachen, was sie tun müssen, davon loszukommen; und es gibt dazu eine Menge realisierbarer Möglichkeiten, die ich noch aufzeigen werde. Doch zunächst geht es darum, die schädigenden Wirkungen der einzelnen Rauschmittel bzw. Gefäßgifte aufzuzeigen:

ALKOHOL

Pharmakologisch gesehen, gehört der Alkohol zu der Gruppe der Narkotika. Sein Hauptangriffspunkt ist die Nervensubstanz des Gehirns und in der Rückkopplung das Zentralnervensystem. Die Wirkungen reichen - je nach Menge des genossenen Alkohols - von leichter Betäubung bis hin zur Lähmung des Körpers. Bereits geringe Alkoholmengen können zur psychischen Enthemmung führen. Grosse Mengen hingegen vergiften den Organismus. Da der Alkohol schnell über den Magen-Darm-Trakt in den Organismus gelangt, sich aber relativ langsam über die Leber abbaut, ist die Leistungsfähigkeit des Körpers und seiner nervenbedingten Reflexe stark reduziert. Daher sollte sich ein Autofahrer, auch wenn er nur eine geringe Menge Alkohol genossen hat, nicht mehr hinters Steuer setzen.

Sehr große Dosen Alkohol haben die Wirkung einer Narkose, wobei das Bewußtsein erlischt und das Schmerzempfinden fast ausgeschaltet ist. Die Kreislauffunktion steht vor dem Zusammenbruch und es kann der Tod durch Lähmung des im Gehirn gelegenen Atemzentrums eintreten.

Bei Gewohnheitstrinkern stellt sich eine chronische Alkoholvergiftung ein, die in jedem Falle körperliche und geistige Dauerschäden verursacht. Erste Anzeichen sind meist ein gestörter Bewegungsablauf und das Nachlassen der Merkfähigkeit. Die Entartung der Leberzellen geht meist einher und es kommt zur Leberzirrhose (Leberschrumpfung). Selbst wenn der Alkoholiker dann aufhört zu Trinken, sind die Dauerschäden irreparabel. Das Delirium tremens (weiße Mäuse, Würmer, Spinnen usw. sehen) ist die höchste Steigerung des Alkoholismus im Hirnbereich.

Die Schädigung von Magen und Darm kommt zustande, indem der Alkohol eine starke Reizwirkung auf die Magen- und Darmschleimhaut ausübt. Die Folge ist eine verstärkte Magensäureproduktion (Salzsäure). Bei gewohnheitsmäßigem Trinken sind damit Magenschleimhautentzündung und später Magen- oder Darmgeschwüre vorprogrammiert.

Das soll aber keine absolute Abstinenz von Alkoholika bedeuten. Ab und zu - vor allem bei den Mahlzeiten - kann jeder gesunde Mensch ein Glas Wein, Bier oder Schnaps ohne Gesundheitseinbuße trinken. Bei fetten Speisen kann sogar, bedingt durch die erhöhte Magensäureproduktion, eine bessere Fettverdauung stattfinden. Das Problem ist nur, daß auch geringe Alkoholmengen bei seelisch labilen Menschen zur Sucht führen können.

Auch der Kaffee ist nicht nur ein Genußmittel. Wegen seines Aromas und seiner anregenden Wirkung geschätzt, enthält er doch auch

Giftstoffe. Zwar ist das Koffein nur in geringen Mengen enthalten, sodaß eine Vergiftung des Körpers ausgeschlossen werden kann, aber die durch das Rösten freiwerdenden Kohlenstoffe sind sehr bedenklich. Bei Magenempfindlichkeit führen sie zur Übersäuerung des Magens. Das macht sich meist durch Sodbrennen, Magendruck oder Erbrechen bemerkbar. Auch innere Unruhe, Erregung, beschleunigter Atem und Schlaflosigkeit sind häufige Begleiterscheinungen des Kaffeegenusses. In solchen Fällen empfiehlt es sich, auf den Kaffeegenuß zu verzichten. Im wesentlichen gilt das auch für den Teegenuß.

NIKOTIN

Obwohl das Nikotin zu den gefährlichen Nerven- und Gefäßgiften gehört, möchte ich etwas richtigstellen: Das Rauchen ist keine Sucht: Wir werden bei der Besprechung „Drogen" darauf zurückkommen. Das Rauchen ist eine Gewöhnung an einen Genuß von Nikotin. Das aber kann nicht zu einem merkbaren Verfall der seelischen, körperlichen oder moralischen Potenz führen. Dennoch sind die Folgen des Dauerrauchens unabsehbar. Neben dem überwiegenden Nikotinanteil von 1-3 mg pro Zigarette befinden sich über 100 chemische Stoffe im Tabak, u.a. Arsen, Phenole, Kohlenmonoxyd und Ammoniak.

Schon daraus geht hervor, daß das Rauchen in jedem Falle gesundheitsschädigend sein muß. Insbesondere dann, wenn eine Krankheitsbereitschaft des Bindegewebes (s. Diathesen) gegeben ist.

Nun ist es leicht zu sagen, man möge das Rauchen aufgeben. Viele schaffen es auf Anhieb. Andere verfallen immer wieder dem Nikotin. Woran mag das wohl liegen? In erster Linie wohl an der uns innewohnenden geistig-psychischen Potenz. Ist diese stark genug ausgeprägt, wird der Mensch immer in der Lage sein, durch Selbstdisziplin sein Verhalten zu bestimmen. Bei labiler Konstitution der geistig-psychischen Potenz hingegen ist Selbstdisziplin kaum möglich. Erst merkbare Gesundheitsschäden zwingen meist zur Aufgabe des Rauchens. In Krankenhäusern ist das häufig zu beobachten. Verzweifeln braucht man aber deswegen nicht. Selbstdisziplin durch positives Denken kann erworben werden und zwar nicht allzu schwer, wie wir noch sehen werden.

Die erregende Wirkung des Nikotins auf das vegetative Nervensystem beeinflußt in hohem Masse zunächst den Kreislauf. Herzklopfen, Unruhe, Benommenheit, Kopfschmerzen und frühe Müdigkeit sind typische Merkmale des Rauchens. Aber das Nikotin führt auch zur Magensäure-Überproduktion. Das heißt, die Nahrung wird schneller verdaut, und damit kommt es zur Übersäuerung des Magens. Die Folge davon ist zunächst eine entzündliche Schädigung der Magenschleimhaut. Wird diese chronisch, sind Geschwüre am Magen oder Darm unausweichlich. Da nun die äußerst gefährlichen Teer- und Kohlenstoffe des verbrannten Tabaks ungehindert in die geschädigten Stellen - vor allem am Magen - eindringen können, muß mit der schlimmsten Erkrankung von Magen oder Darm gerechnet werden: dem Krebs.

Bei der Raucher-Entwöhnung sollte man sich nichts vormachen: Es macht keinen Sinn, sich das Rauchen durch allmähliche Reduktion des Quantums abgewöhnen zu wollen; das käme einer Alibifunktion für Willensschwäche gleich. Nein, wenn Schluß mit dem Rauchen, dann sofort und ganz - mit äußerster Konsequenz! Natürlich reagiert der Körper, an den Nikotingenuß gewöhnt, zunächst negativ. Entsprechend der Menge und Dauer des Nikotinkonsums kann es zu Schweißausbrüchen, innerer Unruhe, ja selbst zu Herzklopfen und einer erhöhten Pulsfrequenz kommen. Aber das ist in dieser massiven Form selten und nur von kurzer Dauer. Der zu erwartende Gesundheitserfolg jedoch und die Bestätigung eines festen und freien Willens rechtfertigen solche Entzugserscheinungen.

DROGEN

Ein Weltproblem stellt die Rauschgiftsucht dar. Neben dem unsagbaren Leid Einzelner und derer Familien sind soziologische, ethische sowie volkswirtschaftliche Auswirkungen größten Ausmaßes feststellbar. Sie kommt, wenn nichts Entscheidendes geschieht, einer absoluten Dekadenz der Spezies Mensch gleich! Daher ist jeder von uns angesprochen!

Zunächst ist es notwendig, den Begriff „Suchtkrank" aus medizinischer Sicht zu klären: Suchtkrank ist derjenige, dessen individuelle Handlungsfreiheit durch gewohnheitsmäßigen Konsum von Rauschgiften stark eingeschränkt bzw. aufgehoben ist. Die Handlungsweise eines Suchtkranken unterliegt nicht mehr seinem freien Willen, sie reicht von absoluter Enthemmung bis hin zur Schwerstkriminalität - ohne sich dessen bewußt zu sein. Erschwerend kommt hinzu, daß der Körper an eine bestimmte Dosis Rauschgift gewöhnt, nach immer größeren Dosierungen verlangt, um die erwartete Wirkung zu erreichen. Der Mensch löst sich somit seelisch und geistig völlig auf. Seine Individualität geht verloren und der Körper verfällt.

Das, verehrte Leser, ist wie bereits angedeutet, der grundlegende Unterschied zum Nikotingenuß - und dieser kann daher nicht als Sucht bezeichnet werden; es ist - wenn auch sehr gefährlich - nur eine Gewöhnung an Nikotin.

Eine irrige Meinung über Rauschgifte möchte ich korrigieren: Landläufig spricht man von „weichen" und „harten" Drogen, gewissermaßen von „Einstiegsdrogen", denen man entfliehen kann, und solchen, die zur Sucht führen. Ich warne vor solch unverantwortlicher Verharmlosung des Rauschgiftproblems: Jeder Rauschgiftkonsum - ob sogenannte harte oder weiche Droge - führt unweigerlich zur Persönlichkeits-Veränderung des Individuums und damit zur vorprogrammierten Dekadenz und schließlich zum Verfall des Körpers! Ob Heroin, Kokain, Morphium, Opium, Marihuana, Haschisch oder LSD, all diese Drogen führen letztlich zur Sucht, ohne Ausnahme!

Was aber sind nun die erwarteten Wirkungen von Rauschgiften? Es sind die Illusionen eines schönen Traumes: Alles ist Harmonie, alles ist leicht, beschwingt, erreichbar. Individuelle Vorstellungen eines schönen, erfüllten Lebens werden vorgegaukelt. Die Euphorie des Rauschzustandes geht so weit, daß der Süchtige glaubt, fliegen zu können - und leider ist das oft mit schlimmen Folgen für den Betroffenen beobachtet worden.

Schlimm ist die Reaktion nach dem Erwachen: Hilflosigkeit, Depressionen bis hin zu Selbstmordgedanken, Minderwertigkeitskomplexe - aber auch Menschenverachtung und Hass auf das „Normale", sind Merkmale dieses schrecklichen Erwachens. Eine schnelle Flucht in einen neuerlichen Rauschzustand ist für den Süchtigen der einzige Ausweg. Und dieser Teufelskreis schließt sich oft erst dann, wenn der seelenlos gewordene und geschundene Körper seinen Dienst versagt. Aus welchen Gründen auch immer, wir können diesen Schwerstkranken unsere Hilfe nicht versagen. So wichtig die medizinisch-therapeutischen Maßnahmen auch sein mögen - und wohl auch sind - Heilung der Suchtkrankheit ist nur möglich, wenn der Geist und die Seele der Betroffenen wieder an einen Glauben angebunden werden.

Bei solcher Sachlage muß nicht besonders ausgeführt werden, daß der ganze Verdauungs-Apparat früher oder später zerstört wird und damit eine Selbstvergiftung des Körpers stattfinden muß.

MEDIKAMENTE

Bei der Erwähnung des Begriffes „Medikamente" kommen bei mir immer mehr Zweifel auf, ob ihrer Wirksamkeit oder Notwendigkeit. Unwürdig und ethisch-moralisch verwerflich aber sind in jedem Falle die als notwendig apostrophierten Tierversuche. Hier wird die wehrlose Kreatur gequält, geschunden, gemordet, angeblich zum Wohle der Menschen. Welch ein Frevel! Aber auch welch ein Trugschluß!

Dennoch - oder gerade deswegen - sind Medikamenten-Katastrophen größten Ausmaßes eingetreten; die Contergan-Katastrophe ist ein schreckliches Beispiel hierfür. Trotz „sorgfältigster Prüfmethoden" bei der Zulassung neuer Medikamente in den einzelnen Ländern werden jährlich Hunderte geprüfte und zugelassene Medikamente vom Markt genommen, weil sich ihre Schädlichkeit in der Praxis herausgestellt hat! - Welch ein Hohn!

Wie ist das alles zu verstehen? Die Erklärung ist relativ einfach: Die chemische und pharmazeutische Industrie ist auf große Gewinne und damit auf ständiges Wachstum ausgerichtet. Es ist logisch, daß die Bedürfnisse der Menschen kaum noch eine Rolle spielen können. Die Entwicklung und Produktion neuer Medikamente ist für diesen Industriezweig unabdingbar. Eine Lobby in den Parlamenten und Gremien der Länder sorgt schließlich für die Rechtmäßigkeit des Verkaufs. Alles andere, Organisation, Werbung und Vertrieb, sind reine Routinesache der einzelnen Unternehmen, die zudem ständig unter Konkurrenzdruck stehen. Ist es da ein Wunder, daß niemand mehr - am wenigsten der behandelnde Arzt - diesen Markt überschauen kann? Oder anders gefragt: Wer ist überhaupt noch in der Lage, die Unschädlichkeit oder Wirkungsweise eines Medikamentes zu erklären, geschweige denn zu garantieren? Wohl niemand!

Erschwerend kommt auch hier hinzu, daß die Verordnungspraktiken oft leichtfertig - wenn nicht gar unverantwortlich - sind. Es ist nicht selten, daß ein Patient mehrere Medikamente auf einmal verordnet bekommt und sie auch - im Vertrauen auf den Arzt – verwendet. So ist längst festgestellt, daß ein Teil der Patienten in Krankenhäusern Opfer verordneter Medikamente sind, praktisch also durch verordneten Medikamenten-Mißbrauch. Daraus kann sich aber auch eine Medikamenten-Abhängigkeit ergeben. Sie neigen dann dazu, bei kleinen Beschwernissen gleich zum Medikament zu greifen, ohne jegliche Sachkenntnis. Daß das nicht ohne Folgen bleiben kann, ist völlig klar. Auf diese oder ähnliche Weise hat der Medikamenten-Konsum inzwischen astronomische Höhen erreicht!

Trotz meiner Kritik bin ich kein Feind von Medikamenten. Ohne einige von ihnen wäre eine Heilung z.B. der Pocken, der Tuberkulose, der Kinderlähmung, der Lepra - um nur die bekanntesten zu nennen - nicht möglich geworden. Das Penicillin, wie alle Antibiotika, ist ein absolut notwendiges Medikament. Aber es gibt auch reine Natur-Substanzen, mit denen außerordentliche Heilerfolge möglich wären.

Seit es die Chemie gibt, hat man die Natur völlig vernachlässigt. Eine umfassende Grundlagenforschung gibt es nicht. Dieses Versäumnis ist es, was ich anprangere. Aber das wird sich zunehmend, mit dem Bewußtseinswandel der Menschen einhergehend, ändern, dessen bin ich gewiß. Bereits heute greifen immer mehr Menschen auf Natur-Heilmittel zurück - die sie allerdings selbst bezahlen müssen, weil eine mächtige Lobby es so will. Aber warum tun das die Menschen trotzdem? Weil sie erkannt haben, daß in der Natur mehr Heilkraft steckt als in allem anderen.

Gehen wir ruhig davon aus, daß alle Substanzen die im Menschen vereint sind, in der Natur vorhanden sein müssen. Diese zwingende Logik wird in der Zukunft dazu führen, das Naturprodukt „Mensch" mit den Augen der Natur zu betrachten. Wird erst einmal eine umfassende Grundlagenforschung betrieben - und daran geht kein Weg vorbei - werden Erkenntnisse ungeahnten Ausmaßes gewonnen werden. Erst dann werden wir in der Lage sein, die bisher ungelösten Gesundheitsprobleme in den Griff zu bekommen. Eine Grundvoraussetzung ist auch, unsere Lebensbedingungen wieder der Natur anzupassen, niemals jedoch umgekehrt. Das Argument, man könne den Nahrungsbedarf der Menschheit nur durch massiven Einsatz chemischer Stoffe gewährleisten, ist so verlogen wie falsch!

Auch hier möchte die chemische Industrie ihren „Markt" behaupten, nur wird ihr das nicht gelingen. Im Grunde gäbe es viele Gesundheitsprobleme überhaupt nicht, wäre unsere Seele frei von Angst im weitesten Sinne. Unsere Seele ist es, die dringend Hilfe braucht. Aber das kann nur geschehen, indem in uns ein Bewußtseinswandel vollzogen wird. Der Beginn hierzu ist positives Denken. Dieses Buch gibt Ihnen auch solche Hilfen.

Die negativen Einflüsse der Medikamente im Magen-Darm-Bereich sind nicht absehbar. Da die meisten Medikamente durch den Mund in den Körper gelangen - und von dort erst ins Blut - wird zunächst immer eine Schädigung des Verdauungssystems festzustellen sein. Die kontinuierliche Einnahme mehrerer Medikamente jedoch führt ohne Zweifel zu Magen- oder Darmerkrankungen. Der kundige Arzt oder Heiler weiß das und rezeptiert nach bestem Wissen und Gewissen, aber woran erkennt man ihn?

WELCHE WIRKUNGEN HABEN FAMILIE UND BERUF?

Es ist für alle Menschen ein naturbedingtes Bedürfnis, früher oder später nach einem Partner zu suchen, mit dem man eine Gemeinschaft eingehen kann. Kultur-Nationen in aller Welt haben aus diesem Bedürfnis die Institution „Ehe" geschaffen. Und je nach Weltanschauung, Religion und Kultur der Völker ist eine Ehe gewissermaßen gesetzlich geschützt und reglementiert, hier mehr, dort weniger...

Der Sinn einer vom Staat sanktionierten Ehegemeinschaft ist, durch gemeinsames Denken, Fühlen und Handeln die jeweilige nationale Identität zu bewahren und durch die Einbindung in die ethischen, moralischen, kulturellen, soziologischen und ökonomischen Systeme für ein funktionsfähiges Gemeinwesen Sorge zu tragen.

Das kann natürlich nicht bedeuten, daß Ehepartner stets gleich denken, handeln und fühlen müssen. Schließlich besteht ein Ehepaar aus zwei verschiedenen Individuen, deren Lebenserfahrung, Bildung und Herkommen sogar gegensätzlich sein kann. Die Liebe zum Partner und die Akzeptanz seiner individuellen Persönlichkeit erst schaffen die Möglichkeit des Zusammenlebens auf Dauer. Aber auch das wäre in Frage gestellt, würden die Ehepartner nicht ständig kompromißbereit sein, und das fällt nicht immer leicht: Die Zerrüttung und letztlich die Auflösung einer Ehe basieren im wesentlichen auf mangelnde Kompromißbereitschaft eines der beiden Partner. Bei der gegenseitigen Kompromißbereitschaft darf auch nicht übersehen werden, inwieweit ein Partnerteil noch seiner ursprünglichen Familie verbunden ist. Das schafft häufig zusätzliche Probleme.

Daß heutzutage die Familie und der Beruf als Mitursache für Krankheiten besprochen werden muß, ist betrüblich, aber notwendig. Zeigt es uns doch die Auswirkungen einer technokratischen Zeit, der der Mensch nicht mehr gewachsen ist. Sie hat zu rein materiellem Denken geführt und die Ethik und Moral der Menschen stark verändert. Es wäre jedoch falsch, daran vorbeizugehen. Stellen wir uns also dieser Problematik, vor allem im Interesse unserer Kinder:

Der Zeugung von Kindern, deren Ausbildung und Erziehung zu nützlichen Gliedern der Gesellschaft, kommt besondere Bedeutung zu, denn der Bestand und die Fortentwicklung eines Volkes hängen davon ab. Die verschiedensten Lebensinteressen wie Veranlagung, Bildungsbedürfnis und Zielsetzung müssen im Interesse der Kinder koordiniert werden. Die Lebensqualität der einzelnen Familien hängt jedoch weitgehend von dem Beruf und Einkommen des Ehemannes ab...

So weit, so gut: Aber einige der aufgeführten Moralvorstellungen haben sich geändert. Ob zum Guten oder Übel, mag dahingestellt sein: Der Ehemann und Vater ist nicht mehr unbedingt der „Spiritus rector" (der leitende Geist) der Familie. Die sogenannte „Emanzipation" (Gleichstellung) der Frauen hat vieles geändert, notwendigerweise. Allerdings wird der Begriff „Emanzipation" verschieden verstanden: Die einen verstehen darunter ihre absolute Freiheit, selbst in einer Ehe. Andere wiederum meinen damit ihre „Selbstverwirklichung" - von der niemand genau weiß, was das ist. Und schließlich ist da die Gruppe derjenigen, die unter „Emanzipation" zwar die Freiheit für sich selbst, aber ohne Verantwortung gegenüber anderen, versteht.

Und so hat sich ein gesellschaftspolitischer Wirrwarr herausgebildet, der bis in die Familien hineinreicht und Unfrieden schafft. Und Unfrieden ist ein guter Nährboden für seelisches Leid und organischer Erkrankung.

Erinnern wir uns: Unter „Familienleben" verstand man - und das ist noch gar nicht solange her - daß die Mutter weitgehend für die Erziehung der Kinder und die Versorgung der Familienglieder und des Haushalts zuständig war, während der Ehemann und Vater die wirtschaftliche Sicherheit seiner Familie zu gewährleisten hatte. Und das nannte man „Glück". Ganz davon abgesehen, daß auch heute noch Millionen Familien in aller Welt diese alte „Familienpolitik" als richtig ansehen und glücklich und zufrieden sind, sind es mehr die Frauen, die nach Änderung trachteten, jedoch nicht so extrem, wie behauptet wird.

Richtig ist, daß die Hierarchie (Herrschaft) der Männer aufhören muß! Richtig ist auch, daß Frauen in der Familie, im Beruf, in der Politik und in der Wissenschaft gleiche Chancen haben müssen wie die Männer, aber auch die gleichen Pflichten. Wenn man das „Emanzipation" nennen will, nun gut. Ich bevorzuge dafür lieber die Begriffe „Gleichberechtigung" und „Partnerschaft".

Dieser Umbruch gesellschaftspolitischer Wertordnungen ist nun in vollem Gange und läßt sich weder aufhalten noch ändern. Nur scheint mir, da viele Frauen dem nicht gewachsen sind. Familie und Beruf unter einen Hut zu bringen, ist nicht leicht. Meist profitieren davon die Männer, während die Kinder - selbst im Wohlstand - darunter leiden müssen.

So ist es nicht verwunderlich, daß der Anteil der sogenannten „Zivilisationskrankheiten" bei den Frauen weit höher liegt als bei den Männern, man spricht von 60% zu 40%. Fürwahr ein teurer Preis für die „Emanzipation", die ja noch in den Kinderschuhen steckt!

Die häufigsten Erkrankungen beginnen mit Neurosen. Das heißt, das vegetative Nervensystem funktioniert nicht mehr richtig. Damit ist der Grundstein für organische Leiden gelegt. Das Herz, der Kreislauf, die Drüsen und vor allem das Verdauungssystem beginnen zu streiken. Nun ist es nur eine Frage der angeborenen Krankheitsbereitschaft (s. Diathesen), in welchem Körperbereich Krankheiten entstehen. Bezeichnend ist, daß Magen- und Darmgeschwüre sowie Herz und Kreislauferkrankungen bei Frauen - früher wenig von Belang - stetig ansteigen.

Muß das so sein? - Ich sage ein klares Nein. In den Kapiteln „Die Gesundheit aus esoterischer Sicht" und „Was sind Selbstheilungskräfte" finden Sie bereits Hinweise und Hilfen. Stellen Sie die Harmonie zwischen Körper-Seele-Geist wieder her. Bescheiden Sie sich in Ihren Bedürfnissen und Wünschen. Lassen Sie Ihr Leben von der Allmacht „Liebe" leiten. Sehen Sie das Leid anderer, dann erscheinen Ihre eigenen Probleme plötzlich kleiner. Aber am wichtigsten ist: Stellen Sie das Wohl Ihrer Familie über alles andere! Eine intakte Familie ist der beste Garant für eine gute Gesundheit, nicht das Einkommen.

VOM STREß UND VOM BEWEGUNGSMANGEL

Im allgemeinen versteht man unter Streß den Zustand, der durch Ausübung eines Berufes oder einer Tätigkeit (Erwartungsdruck) zustande kommt, während der Bewegungsmangel im wesentlichen der individuellen Bequemlichkeit zugeordnet wird. Fest steht, daß beides negative Auswirkungen auf die Gesundheit und die Psyche eines Menschen hat. Falsch sind jedoch die meist interpretierten Beweggründe hierfür.

Wenn Streß eine permanente Überforderung der geistig-physischen Kräfte bedeuten würde, käme dieser Zustand einer alsbaldigen Bankrotterklärung des Köper-Seele-Geist-Prinzips gleich und damit zum dauerhaften Versagen. Da solches Versagen aber sehr selten zu beobachten ist, muß der Begriff „Streß" wohl anders definiert bzw. verstanden werden - und da hilft uns die Logik.

Setzen wir einmal voraus, daß der „Tätige" - gleich in welcher Art und Weise - für seine Tätigkeit geeignet ist. Setzen wir weiter voraus, daß die Qualität der zu erbringenden Leistung der Quantität des erwarteten Ergebnisses entspricht. Und unterstellen wir dem Auftraggeber rationales Denken und Handeln. Dann haben wir die Bedingungen der klassischen Form von „Soll und Haben" erfüllt. Die Rechnung geht gewissermaßen auf, was bedeuten soll, daß die Leistungskurve zwar naturbedingten Schwankungen unterworfen ist, jedoch eine Streß-Situation nicht entstehen kann. Somit ist die „Streß-Behauptung" nur ein Alibi für persönliches Unvermögen in einer bestimmten Situation. Natürlich kann das erhebliche Folgen nach sich ziehen. Jedoch: wer gesteht sich schon „Unvermögen" ein?

Meines Erachtens sind heutzutage zu viele Menschen mit Tätigkeiten betraut, die sie im Innersten - aus welchen Gründen auch immer - entweder ablehnen oder nicht verstehen. Ein ernsthaftes Faktum für eine echte „Streß-Situation" ist ein übersteigerter Ehrgeiz. Im Ergebnis führt er zur Überschätzung des persönlichen Leistungsvermögens und damit zum „Schiffbruch". Viel schlimmer aber sind die Auswirkungen im Familien- und Freundeskreis: Man ist immer gezwungen, sich selbst und anderen etwas vorzumachen. Das führt zu „Scheinerfolgen", die sich alsbald als solche herausstellen. Der

Respekt vor der Person, das Vertrauen und die Integrität in eine Gemeinschaft gehen verloren. Das alles - und vieles mehr - sind schwerwiegende Folgen eines übersteigerten Ehrgeizes, man sollte sich davor hüten...

Das, verehrte Leser, sind einige der wahren Gründe, die zum Streß führen und damit zu einer labilen Gesundheitslage. Bedenken Sie immer, daß Ihre geistig-physischen Kräfte nicht unerschöpflich sind und der ständigen Pflege bedürfen. Der Bewegungsmangel ergibt sich einerseits aus der Tatsache, daß mehr und mehr Dienstleistungen und Verwaltungen eingeführt werden - also Tätigkeiten, die mehr oder weniger im Sitzen ausgeübt werden - und andererseits durch die modernen Möglichkeiten der Unterhaltung im privaten Bereich - vor allem Fernsehen.

Die sportliche Betätigung, der tägliche Spaziergang, die manuelle Inanspruchnahme, sind rückläufig. Schließlich möchte man vom „Feierabend" etwas haben und lehnt sich genüßlich in seinen Sessel zurück und schaut fern. Meist alkoholische Getränke und „Knabberzeug" vervollständigen das Gefühl der absoluten Zufriedenheit...

So sehr ich Ihnen allen ein bequemes und sorgenfreies Leben wünsche - in solchem Verhalten liegt oft der Grund für gesundheitliche Defizite. Bedenken Sie bitte: Der Magen und Darm braucht die ausreichende Bewegung des ganzen Körpers, um voll funktionsfähig zu sein, und die Psyche braucht Ruhe und Entspannung - abseits jeglicher Reizüberflutung.

Der Spaziergang, die gemäßigte sportliche Betätigung, schaffen Durchblutung und damit echtes Wohlbefinden. Das Blut erhöht - durch tiefes Ein- und Ausatmen - seinen Sauerstoffanteil und bringt so auch das Gehirn zu besserer Denkleistung. Alles in allem: Streß ist nur möglich, wenn der Mensch geistig-physisch überfordert ist und es über sich ergehen läßt. Und Bewegungsmangel ist eine Zeiterscheinung, die als Alibifunktion dem ohnehin zur Bequemlichkeit neigenden Menschen entgegenkommt. Aber beide Faktoren liegen im Negativ-Bereich emotionaler Denkfähigkeit. Sie schaffen Gesundheits- und andere Probleme, für sich und andere. - Sie werden sehen, daß das zu ändern ist!

PSYCHOMEDIZINISCHE HILFEN

Damit soll nicht gemeint sein, daß Sie, verehrte Leser, zum Psychotherapeuten gehen müssen - wenngleich sich das bei ausgeprägten Neurosen empfiehlt. Gemeint sind hier die psychomedizinischen Hilfen, die Sie sich selber geben können, und deren sind es viele...

Bevor ich diese Hilfen aufzeige, ist es doch notwendig, die psychologischen Gesetzmäßigkeiten einer seelischen Erkrankung, die zwangsläufig den Körper in Mitleidenschaft zieht, darzustellen:

„Alle Krankheit wurzelt im Geiste", haben wir bereits einmal festgestellt. Damit meinte Paracelsus wohl auch, wenn die Seele krank ist, kann der Körper nicht gesund sein. Diese vereinfachte Darstellung besitzt ihren Wert, obwohl wir heute mit dem Wissen der modernen Psychoanalyse in der Lage zu sein glauben, das Unbewußte im Menschen aufzudecken und damit ins Bewußtsein zu rufen. Aber es gibt Fachleute auf diesem Gebiet, die der Meinung sind, daß, vor allem durch die Freudsche Psychoanalyse, mehr Probleme geschaffen als beseitigt werden. Im Rahmen dieses Buches ist es nicht möglich, diese Diskrepanz aufzuklären, zumal die Esoterik eine andere Sicht vermittelt.

Die Gesetzmäßigkeit einer seelischen Erkrankung beruht in jedem Falle auf dem Unterschied zwischen der seelischen Erwartungshaltung und der durch das reale Leben begleitenden Umstände eines Individuums. Das führt immer zu positivem oder negativem Denken, Handeln und Fühlen, je nach Grundeinstellung des einzelnen. Körperliches Wohlbefinden oder Krankheit resultieren daraus. Eine Alternative dazu gibt es nicht: So kann eine entsprechende Therapie nur darin bestehen, durch „Umpolung" der seelisch-geistigen Potenz zum „Positiven" - und damit zur Gesundung - zu gelangen. Eine psychotherapeutische Behandlung kann daher nur unterstützend wirken, auch wenn anderes behauptet wird.

Der größte Feind in unserem Leben ist die Lebensangst mit all ihrer Mannigfaltigkeit. Diese meist sinnlosen Lebensängste sind der Auslöser für alles Geschehen auf dieser Erde. Jeder Mensch, ob Pfarrer, Politiker, Lehrer, Wirtschaftsmanager usw. überträgt seine individuelle Lebensangst auf andere Menschen, meist unbewußt. Und je nach Macht und Kompetenz können die Folgen verheerend für die Menschheit sein. Die Geschichte der Menschheit lehrt uns das auf grauenvolle Weise...

Die beste Therapie ist also der unverbrüchliche Glaube an uns selbst, an das Gute in uns allen, er macht uns stark und frei! Es läßt die Lebensangst in den Hintergrund treten. Und damit haben wir die Basis für Gesundheit, Glück und Zufriedenheit, ohne Einschränkung und für immer.

Seien Sie nun Ihr eigener Psychiater. Schließen Sie die Augen und sehen Sie sich vor sich selber liegend. Sie können es! Stellen Sie sich Fragen, die Sie belasten: Ihre Seele wird Ihnen antworten! Durchdenken Sie Ihre Probleme und Sie werden eine Lösung finden! Fragen Sie danach, wer und was Sie unruhig macht und Sie werden davon befreit sein! Lassen Sie die Liebe in sich wirken und Sie werden geliebt werden!

Überwinden Sie die Schranken engstirnigen Denkens und Sie bekommen eine positive Weltsicht. Machen Sie es sich zur Pflicht, täglich zu meditieren und Sie werden Freude an allem haben, was Ihr Leben begleitet! Unterstützen Sie diese positiven Bemühungen, indem Sie in einer stillen Stunde alles aufschreiben, was Ihnen heute widerfahren ist. Jede Kleinigkeit ist zunächst wichtig, es sind Teile Ihres Lebens-Mosaiks. Lernen Sie, dieses Lebens-Mosaik zusammensetzen, indem Sie Wichtiges von Unwichtigem trennen. Finden Sie den Zusammenhang der lebensbestimmenden Fakten. Lesen Sie es wieder und wieder und ergänzen Sie das täglich. Sie werden Ihr Kernproblem unausweichlich erkennen.

Wenn Sie das alles tun, liegt Ihr Leben vor Ihnen wie ein offenes Buch. Sie sehen eindeutig und klar, was Sie ändern müssen. Die Kraft zur positiven Änderung haben Sie. Setzen Sie diese Kraft konsequent und dauerhaft ein.

Das alles ist leicht und schwer zugleich: Leicht deswegen, weil der uns innewohnende „Gottesfunke" niemals versagt und unbewußt wirkt. Und schwer deswegen, weil unser Verstand uns immer wieder suggerieren will, daß alles doch keinen Zweck hätte, es wäre eben unser individuelles Schicksal, daß es uns so geht, wie es ist! Kämpfen Sie dagegen an, Sie werden diesen guten Kampf gewinnen, denn Sie sind niemals allein!

Diese Art der Selbsthilfe durch Lebenshilfe kennt keine Grenzen. Sie werden selbst immer neue Wege und Möglichkeiten entdecken, Ihr Leben und Ihre Umwelt lebens- und liebenswerter zu gestalten. Und Sie sind stark und fähig genug, Ihr positives Denken auf andere Menschen zu übertragen. Ein glückliches Leben ist Ihre Belohnung, verlieren Sie das niemals aus den Augen. Widerstehen Sie den Anfechtungen und Anfeindungen von außen. Der scheinbar leichte und bequeme Lebensweg ist in Wahrheit der beschwerlichste und er führt zum Verlust seelisch-geistiger Urteilskraft und damit zur Zerstörung des Körper-Seele-Geist-Prinzips. Die Weltordnung besteht in der absoluten Freiheit für uns Menschen. Sie überläßt uns die Freiheit der Selbstzerstörung wie auch der Schaffung einer humanen Welt.

PRAKTISCHE HILFEN

Was können wir nun direkt tun, wenn Magen oder Darm streiken? Daß die Ursachen mehr im seelischen als im körperlichen Bereich liegen, haben wir bereits besprochen und im vorigen Kapitel Hilfen angeboten. - Jedoch darf nicht übersehen werden, daß in erster Linie Ernährungsfehler Auslöser für akute Magen- oder Darmerkrankungen sind.

Es gibt viele Menschen, die sich ihr Leben lang falsch ernährt haben, ohne das zu erkennen. Die Bekömmlichkeit oder der Geschmack einer Speise hat nichts mit der Verträglichkeit der darin enthaltenen Stoffe zu tun. Zwar nimmt der Körper alles das gerne auf, was optisch und geschmacklich sympathisch erscheint. Aber das ist subjektiv und entspricht mehr der Nahrungsgewohnheit als dem individuellen Nahrungsbedürfnis. So ist es durchaus möglich, daß eine Speise, die optisch in uns einen Ekel auslöst, in ihrer stofflichen

Zusammensetzung körpergerechter sein kann, als „Wohlschmeckendes" oder „Wohlriechendes". Aber das ist letztlich eine Frage der Eßkultur, in die wir hineingeboren werden, und nicht der Überlegung der stofflichen Zusammensetzung einer Speise. In allen Kulturen hat die Art der Nahrung und ihre Zubereitung Tradition und versorgt die Menschen mit Nahrungsmitteln, die ihre Existenz und Gesundheit gewährleisten sollen.

Trotzdem leben unter uns Menschen, die sich entgegen der Tradition anders ernähren und völlig gesund sind. Denken wir nur einmal an die asiatische, indische oder orientalische Küche. Sie hat viele Freunde, obwohl darin Grundstoffe enthalten sind, die bei dem einen oder anderen eine Verkrampfung der Magennerven verursachen. Es hätte keinen Sinn, sich zum Verzehr solcher Speisen zu zwingen, man würde ohnehin wieder alles erbrechen. Diese Einsicht ist sehr wichtig. Lassen Sie sich niemals dazu überreden, mit Freunden „ausländisch" essen zu gehen, wenn Ihr Magen schon beim Lesen der Speisekarte revoltiert.

Jeder, der schon einmal im Ausland war und die Speisen des Landes gegessen hat, wird je nach Sensibilität seines Verdauungsapparates seine Erfahrungen gemacht haben. Aber selbst wenn dem einen oder anderen die fremden Speisen gemundet haben, ist man doch froh, zuhause die gewohnten Nahrungsmittel und Zubereitungen wieder zu sich nehmen zu können. Nur wenige können sich darüber hinwegsetzen. Also hat es in der Regel keinen Sinn, ohne äußeren Zwang seine Nahrungsgewohnheiten zu ändern.

Eine ebenso wichtige Frage ist die, ob man wirtschaftlich in der Lage ist, das was man gerne ißt, sich auch kaufen zu können. Damit meine ich keinen Nahrungsluxus wie Kaviar, Austern, Schnecken und dergl., sondern lebensnotwendige Grundnahrungsmittel wie Fleisch, Fett, Brot, Zucker, Gemüse usw. Viele Menschen unter uns können sich das alles nicht leisten. Damit ist heutzutage die Ernährung eine soziale Frage geworden.

Die nun folgenden Fragen sind sehr wichtig. Sie ergeben im Zusammenhang ein genaues Bild Ihrer Lebenssituation. Überlegen Sie daher genau, bevor Sie sich zu einer Antwort entschließen:

Was oder welche Nahrungsmittel erzeugen in mir Ekel?

Warum ist das so?

Mußte ich in meiner Kindheit etwas essen, was ich nicht wollte?

Was esse ich am liebsten?

Warum tue ich das nicht oder nur selten?

Nehme ich Medikamente, Drogen oder Gefäßgifte, die sich im Magen negativ bemerkbar machen?

Wie ist meine Verdauung?

Welche Konflikte, Sorgen usw. schlagen mir auf den Magen?

Bin ich depressiv veranlagt?

Fresse ich etwas in mich hinein (seelisch)?

Welche Magen- oder Darmerkrankungen habe bzw. hatte ich?

Wie, wann, wo und womit bin ich behandelt worden?

Wovon ernähre ich mich hauptsächlich?

Lebe ich allein oder in einer Familie?

Beantworten Sie diese Fragen sehr ausführlich: Machen Sie darüber ein schriftliches Protokoll, das Sie stets zur Hand haben müssen! Je häufiger Sie dieses Protokoll studieren, um so mehr erkennen Sie Ihre Eigenfehler. Aber auch die Fremdfehler, die an Ihnen begangen wurden bzw. werden.

Je konsequenter Sie nun die erkannten und korrigierbaren Fehler ausmerzen, um so stabiler wird Ihr physisch-psychischer Zustand werden. Sie aktivieren damit die Selbstheilungskräfte in Ihnen in einem Maße, daß selbst unmöglich scheinende Heilerfolge möglich werden. Resignieren Sie aber niemals, wenn sich der Erfolg nicht gleich einstellt. Bedenken Sie immer, daß eine desolate Gesundheit nicht von heute auf morgen entstanden ist, sondern durch viele Faktoren über einen längeren Zeitraum.

Natürlich spielen die Getränke, die Temperatur und Verdaulichkeit einer Speise sowie die Jahreszeiten eine große Rolle. Wir werden darauf noch zurückkommen. Aber einige Feststellungen grundsätzlicher Art können wir bereits jetzt treffen:

Getränke, die ätzende Bestandteile haben, z.B. Alkohol, Cola, Kohlensäure, Zitronensäure, schädigen die Magenschleimhaut. Zu heiße oder zu kalte Speisen und Getränke schädigen nicht nur die Magenschleimhaut, sie beschleunigen oder verzögern auch die Aufbereitung des Nahrungsbreis! Die Jahreszeiten bedingen eine Veränderung der inneren zur äußeren Körpertemperatur und greifen so direkt in den Stoffwechselapparat ein.

Sie sehen, verehrte Leser, wie komplex das Thema der praktischen Hilfen ist. Aber der Sinn ist ja der, Sie durch Einsicht und Erkenntnis zur Vermeidung und Ausmerzung von Grundfehlern zu bringen. Bei solchem Bewußtseinsstand lassen sich positive Veränderungen Ihrer Lebenshaltung überhaupt nicht vermeiden - und das ist ein großer Gewinn, der sich in Ihrem Wohlbefinden niederschlägt.

ZURÜCK ZUM NATÜRLICHEN LEBEN

Viele Menschen unter uns sind der Überzeugung, daß sie bereits natürlich leben. Andere wiederum behaupten, ein natürliches Leben sei heutzutage unmöglich geworden. Und dann gibt es da noch die Gruppe derjenigen, die sich fatalistisch mit allem abfinden, was ihnen sogenannte „Experten" vorgaukeln.

Wer von ihnen hat nun recht: die Optimisten, die Pessimisten oder gar die Fatalisten? In dem gemeinten Sinne wohl niemand! Aber warum ist das so? Nun, die Antwort ist relativ leicht: Der Begriff vom „natürlichen Leben" wird oftmals mißverstanden und damit verfälscht! Das wiederum führt zu falschen Schlußfolgerungen unserer Lebenssituation mit oft fatalen Folgen für den einzelnen, weil die Gesundheit und auch die Lebensfreude von der Art der Lebensweise abhängen. Also ist es notwendig, den Begriff vom „natürlichen Leben" und was dazugehört allgemein zu klären:

An erster Stelle muß wohl die Nahrung genannt werden. Zu allen Zeiten haben sich Menschen davon ernährt, was durch Erfahrung, Weitergabe, natürlichem Vorkommen, Herstellung, Veredlung und physiologischer Bekömmlichkeit der Erhaltung menschlichen Lebens diente. Ob hierbei immer die richtige Entscheidung getroffen wurde, ist anzuzweifeln. Jedenfalls sind unsere heutigen Nahrungsgewohnheiten Relikte einer längst vergangenen Zeit, durch Kultur, Tradition, natürlichen Gegebenheiten und Erkenntnisse der modernen Biologie verfeinert bzw. perfektioniert worden. Einen wesentlichen Unterschied müssen wir allerdings aufzeigen: Seit etwa hundert Jahren hat die Chemie Einzug in unsere Nahrungsmittel gehalten. Damit wurden schwerwiegende Fakten geschaffen, die nicht zuletzt unsere gesamte Physiologie negativ verändert haben.

Die Folge sind zahlreiche sogenannte „Zivilisationskrankheiten", unter denen wir leiden: Magen- und Darmkrankheiten, Herz- und Kreislauferkrankungen, ja auch der Krebs müssen in diesem Zusammenhang genannt werden. Aber das ist nur die eine Seite der Medaille. Die andere Seite wiegt oft schwerer, nämlich unser Selbstverschulden! Zunächst haben wir uns jahrelang von einer immer unseriöser werdenden Werbung im gesamten Konsumbereich so beeinflussen lassen, daß sich unsere Einstellung zum natürlichen Leben völlig gewandelt hat. Damit verbunden scheint es heute festzustehen, daß es kaum noch naturbelassene Lebensmittel gibt - was ein verhängnisvoller Irrtum ist! Zum Zweiten ist anzumerken, daß eine geschickt operierende Pharma-Industrie für alles und jedes Mittelchen anpreist, die Wohlbefinden vortäuschen. Damit aber übertüncht man latent vorhandene, später irreversible Gesundheitsschäden. Auch hier hat uns eine unverantwortliche Werbung die Natur vergessen lassen, oder kennen Sie ein Heilkraut, das anstelle von Salycilsäure den Kopfschmerz beseitigt?

Was unsere Vorfahren kannten und von der Natur wußten, ist uns verlorengegangen. Zwar ist man heute viel klüger als früher - aber schlauer? Wohl kaum. Und wir entfernen uns immer mehr von der Natur. So gesehen hat sich alles Negative in unserem Leben zwangsläufig entwickelt und das natürliche Leben in den Hintergrund gedrängt. Unser Widerstand ist heute so gering, daß die Industrie es leicht hat, die Menschen, je nach Interessenlage, zu manipulieren und zu mißbrauchen! Und die Regierungen der „freien Völker" schauen zu, nicht weil sie es so wollen, sondern weil die wirkliche Macht - nämlich die Macht des Geldes, das Wohl und Wehe moderner Industrie-Gesellschaften bestimmt.

Ist es da ein Wunder, wenn der Konsum an Rauschgiften, Alkoholika und Gefäßgiften steigt und steigt? Ist es da ein Wunder, daß unsere Jugend, sich selbst überlassen, falschen Idolen nachläuft und seelischen und moralischen Schaden nimmt? Und ist es schließlich da ein Wunder, wenn Angehörige nicht mehr miteinander reden können, weil eine maßlose Unterhaltungselektronik jegliche Individualität im Keime erstickt, ja ersticken soll, um aus uns „Kauf-Marionetten" zu machen? Das alles hat mit freier Willensentscheidung nichts mehr zu tun. Zu massiv ist der Druck aus diesem Lager und nur wenige können sich dem entziehen.

Das und vieles mehr meine ich mit der anderen Seite der Medaille. Viele von Ihnen werden mir zustimmen müssen. Aber das alles gehört zum Thema eines natürlichen Lebens...

Selbstverständlich weiß auch ich, daß eine Umkehr unseres heutigen Lebens nicht möglich ist, es gibt ja auch gute Dinge, die uns das Leben leichter machen. Was aber möglich ist, ist unsere individuelle Entscheidung zur Mäßigkeit in Dingen, die unser Leben direkt betreffen.

Die folgenden Fragen weisen Ihnen den Weg, so weit als möglich zum natürlichen Leben zurückzufinden. Legen Sie auch hier ein schriftliches Protokoll an. Sie werden sehen, wie leicht es im Grunde ist - und welche Freude es bereitet, sich und andere aus dem „Sumpf" schlechter Gewohnheiten, Widernatürlichkeit und aufgezwungenem Konsum zu ziehen:

Besitzen Sie Radio, Fernsehgerät, Computer?

Wie viele Stunden am Tage verbringen Sie damit?

Tun Sie es von sich aus oder zwingen Sie Umstände dazu? (z.B. Kinder, Enkel, Partner)

Wie oft lesen Sie ein Buch?

Lieben Sie es, sich zu unterhalten?

Sind Sie Mitglied eines Vereins?

Trinken Sie Alkohol und/oder rauchen Sie?

Haben sich Ihr Leben, Ihre Gewohnheiten, Ihre geistige Einstellung in den letzten zwei Jahren stark verändert und ggf. warum?

Wovon ernähren Sie sich in der Hauptsache?

Worauf könnten Sie verzichten?

Haben Sie Angehörige oder sind Sie allein?

Welchen Wunschtraum haben Sie?

Wie würden Sie Ihr Leben einrichten, wenn Sie noch einmal von vorn beginnen könnten?

Nun machen Sie Ihr Protokoll. Schreiben Sie sich alles von der Seele, was Sie belastet, bedrückt, widernatürlich scheint oder Ihrer Lebensauffassung widerspricht. In den Fragen stecken alle Informationen, die Sie sich selber geben können. Stellen Sie besonders heraus, was Sie ändern können und unbedingt wollen. Sprechen Sie mit Ihrem Partner oder Ihren Angehörigen darüber. Finden Sie schließlich den Frieden in sich selbst, dann werden die Worte „Zurück zum natürlichen Leben" nicht nur Worte bleiben, sondern neuer Lebensinhalt. Trostlos und hoffnungslos ist kein Leben auf dieser Erde; es sei denn, eine negative Einstellung ist der „Trostspender".

ERNÄHRUNGSPROGRAMM

Da ich Sie, verehrte Leser, nicht persönlich kenne, kann ich Ihnen auch kein allgemeingültiges Ernährungsprogramm vorschlagen. So weiß ich nicht, wie alt Sie sind, wie groß, welches Gewicht Sie haben, welche Nahrung Sie bevorzugen, zu welchen Tageszeiten Sie essen, welchen Beruf Sie ausüben usw. Deshalb empfehle ich Ihnen, sich in einer Buchhandlung ein Diät-Kochbuch zu besorgen, die es für eine Vielzahl von Krankheiten gibt.

Aber einige allgemein gültige Ernährungs-Ratschläge möchte ich Ihnen dennoch geben:

Was Sie unbedingt vermeiden müssen, ist der Verzehr von Nahrungsmitteln, die schlecht verdaulich sind und damit zu lange als Speisebrei im Magen-Darm-Trakt verweilen. Dazu gehören:

Hülsenfrüchte, Scharfe Gewürze, Gurken, Fette Speisen, Hartgekochte Eier, Geräuchertes, Mayonnaisen, Kartoffelsalat

Alle Kohlarten (außer Blumenkohl, Sauerkraut und Weißkohlsaft dürfen therapeutisch genutzt werden).

Fritierte oder in der Fett-Pfanne hergerichtete Speisen; mit Ausnahme einer Diät-Pfanne, in der kaum Fett benötigt wird.

Zu süße oder fette Backwaren und frisches Brot. Zu heiße oder zu kalte Speisen, Fettes Fleisch, Fetter Käse, Fetter Fisch

Bei den Getränken gilt, den Genuß aller Getränke zu vermeiden, die entweder zu verstärkter Magensäurebildung führen oder aber die Magenschleimhaut direkt angreifen. Dazu gehören vor allem: Alle Cola-Getränke, Alle kohlensäurehaltigen Getränke, Schwarzer Tee,

Kaffee, Alkohol (ab und zu ein Glas Wein kann aber nicht schaden) und natürlich das Rauchen.

Nun werden Sie vielleicht spontan sagen: „Meine Güte, auf alles das soll ich verzichten, was bleibt mir da noch?" Aber keine Angst, es verbleiben Hunderte wohlschmeckender, bekömmlicher und gesunder Nahrungsmittel und Getränke, die Sie - wenn Maß gehalten wird - nicht krank machen, sondern Grundlage Ihrer Gesundheit sind. Außerdem: Viele Menschen sind dem Trott ihrer Nahrungsgewohnheiten so verfallen, daß sie gar nicht wissen, wie viele köstliche Dinge die Natur bereit hält. Aber einmal darauf gestoßen, macht das Essen wieder Spaß und bringt Genuß, der nicht bereut zu werden braucht: Niemand sollte sich wegen einer notwendigen Diät bedauern. Ordnen Sie sich der „Diaita", der ordnenden Lebenskraft unter. Sie werden mit Freude feststellen, daß Sie nicht nur Ihre Gesundheit bewahrt, sondern auch die geschwächte Lebenskraft wieder aufrichtet. So finden Psyche und Soma wieder zu einer harmonischen Einheit zusammen.

Nun ein Wort zu der Anzahl der Mahlzeiten am Tage: Es sollten, mit wenigen Ausnahmen, nicht mehr als drei sein: morgens, mittags und abends. Der Grund hierfür ist leicht einzusehen. Wir haben ja bereits festgestellt, daß das Verdauungssystem mehrere Stunden zur Aufbereitung und Verdauung der Speisen braucht. Wenn nun zwischendurch gegessen wird, kommt es ständig zu Vermischungen von neuer Nahrung und altem Speisebrei. Man setzt gewissermaßen immer etwas „obenauf". Das hält auf Dauer der gesündeste Magen nicht aus. Bitte berücksichtigen Sie das unbedingt bei Ihren Eßgewohnheiten. Eine Ausnahme von dieser Regel möchte ich aber beschreiben: Bei einer akuten Gastritis (Magenschleimhautentzündung) kommt es häufig zum „Nüchternschmerz". Das heißt, bei leerem Magen reiben die Schleimhäute aneinander und verursachen so mitunter großen Schmerz. Hier empfiehlt es sich, bereits bei leichtem Druck im Magenbereich etwas Zwieback o.ä. zu essen.

Die letzte Mahlzeit sollte gegen 18 Uhr eingenommen werden. Sie darf nicht so reichlich und muß leicht verdaulich sein. Physiologisch bedingt, wird das Verdauungssystem nach 18 Uhr auch müde. Zu große Portionen oder Schwerverdauliches bleiben dann zu lange im Magen-Darm-Trakt liegen und verursachen Gärungs- und Fäulnisprozesse. Damit wären Störungen in diesem Bereich unausweichlich. Was muß nun ein Ernährungsprogramm beinhalten, das unserer Gesundheit in allen Belangen Rechnung trägt? Zunächst müssen die Energieträger Kohlehydrate, Fette und Eiweiße vorhanden sein. Daneben sind die nicht energieliefernden Nährstoffe wie Vitamine, Spurenelemente, Mineral- und Faserstoffe absolut notwendig. Das Wasser spielt ebenfalls eine lebenswichtige Rolle: Erst in diesem Medium lösen sich die meisten Wertstoffe.

Als Grundnahrungsmittel sind pflanzliche Frischkost, Vollkornprodukte und Milcheiweiß völlig ausreichend, um den Körper zu ernähren. Diese müssen sich allerdings in einem frischen, naturbelassenen Zustand befinden. Nur so ist der Gehalt an natürlichen Nähr- und Wirkstoffen gewährleistet.

Die Hauptnährstoffe sollten mengenmäßig 400 g Kohlehydrate, 80 g Eiweiß und 10 g Fett pro Tag aufweisen. Kohlehydrathaltige Kost besteht aus pflanzlicher Frischkost, gedünsteter Pflanzenkost, Vollkornnahrung und natürlichem Zucker. Die pflanzliche Frischkost sollte aber überwiegen. Frisch gepreßte Obst- und Gemüsesäfte, ganzes Obst, Grünblättersalate und Rohkostgerichte sind hervorragende Kohlehydratträger. Sie beinhalten auch eine Fülle an Vitaminen und Spurenelementen, die dem Körper sein Leistungsvermögen gewährleisten.

Als wichtiger Bestandteil einer Hauptmahlzeit können gedünstetes Gemüse, gedünstete Kartoffeln sowie Obst, mageres Fleisch und magerer Fisch angesehen werden. Bei der Vollkornnahrung sind Müsli, Vollkornbrot, Flocken, Mehl, Backwaren und Naturreis hervorragende Vitamin- und Kohlehydratlieferanten. Im Getreide sind auch die lebensnotwendigen Ballaststoffe enthalten, die sich im Verdauungstrakt entfalten und aufgrund ihrer physikalischen Eigenschaften für gute Verdauung und schnellen Transport des Stuhls sorgen. Hervorzuheben ist hier das Getreidekorn: Es besitzt einen ballastreichen Schalenanteil und einen ballastarmen Mehlkörper.

Als natürliche Zuckerlieferanten sind Bienenhonig, Rübensirup, Apfelkraut, Malzextrakte oder der Mus aus Hagebutten bestens geeignet. Der Verzehr von weißem Zucker sollte ganz vermieden werden. Verwenden Sie zukünftig nur den braunen Rohzucker.

Den Bedarf an Eiweiß decken wir hauptsächlich mit Milch und Milchprodukten (z.B. Quark, Joghurt, Sauermilch und mageren Käse). Auch mageres Fleisch, mageres Geflügel, magerer Fisch und Eier ergänzen den Eiweißbedarf und erweitern den Speisezettel erheblich.

Bei der täglichen Fettmenge sind das Kochfett, das Aufstrichfett sowie die versteckten Fette in den Nahrungsmitteln unbedingt zu berücksichtigen. Die besten Nahrungsfette sind alle naturbelassenen Keimöle mit möglichst hohem Anteil an ungesättigter Fettsäure. Im Sonnenblumen- und Maiskeimöl finden wir die beste Entsprechung. Als Koch- oder Streichfette sind Pflanzenfette und Pflanzenmargarine besonders geeignet. Zwar kann auch Butter in geringen Mengen verwendet werden, jedoch ist dabei zu berücksichtigen, daß Butter den Cholesterinspiegel des Blutes erhöht; allerdings nicht in dem Maße, wie man noch bis vor gar nicht langer Zeit glaubte. Lassen Sie also, wenn Zweifel bestehen, den Cholesterinspiegel Ihres Blutes durch einen Arzt feststellen.

Noch ein wichtiger Hinweis: Bei Magenempfindlichkeit sollten Obst und Gemüse nicht zusammen in einer Mahlzeit genommen werden; es könnte leicht zu Gärungen im Darm führen und damit Blähungen verursachen. Verwenden Sie Kochsalz nur in geringen Mengen. Am besten ist, auf Kochsalz grundsätzlich zu verzichten: Es gibt genügend Naturgewürze und Kräuter, mit denen Sie die Speisen schmackhaft machen können, und die den Kochsalzbedarf des Körpers decken. Wenn aber Salz, dann nur Meersalz oder Diätsalz!

In dem Kapitel „Praktische Hilfen" ist bereits darauf hingewiesen worden, daß die Jahreszeiten großen Einfluß auf unsere Gesundheit haben. Zunächst sei nochmals festgestellt, daß sich die innere zur äußeren Körpertemperatur durch die Jahreszeiten stark verändert und damit den Stoffwechsel beeinflußt. Selbstverständlich hat sich der menschliche Körper durch Anpassung darauf eingestellt. Aber - und das ist der wesentliche Punkt - das geschah in Jahrmillionen und unter natürlichen Lebensbedingungen...

Heute ist es nicht mehr möglich, solche Lebensbedingungen wieder herzustellen. Sei es die Nahrung, die Umwelt, die Individualität - es ist nichts mehr ganz natürlich. Auf diese Veränderungen kann und konnte sich unser Körper - aber auch die Psyche - bisher nicht einstellen. Folglich haben die Jahreszeiten allein schon erhebliche Wirkungen auf unseren Stoffwechselapparat; bei dem einen mehr, beim anderen weniger. Die „Betriebstemperatur" unserer Körper ist „gestört" und damit der gesamte Energiehaushalt. Viele der sogenannten Zivilisationskrankheiten haben wohl hier ihren Ursprung.

Aber nicht nur das. Die Jahreszeiten bedingen auch eine Veränderung des Nahrungsangebotes: Erntefrisches Obst, Gemüse, Getreide uvm. gibt es nur im Frühjahr oder Sommer. Die im Herbst und Winter importierte Frischnahrung, Gewächshaus- oder Kühlhausprodukte, weisen Mängel auf. Jeder weiß, daß das nicht zu ändern ist. Daher ist ein ausgewogenes Ernährungsprogramm unter Berücksichtigung dieser Fakten um so notwendiger.

NATURHEILMITTEL

Was sind Naturheilmittel? Dieser allgemeine Begriff geht auf den Glauben zurück, daß in der Natur Stoffe vorhanden sein müssen, die Krankheiten heilen und somit das Wohlbefinden wieder herzustellen vermögen. Dabei stützt man sich auf die natürliche Ordnung des Lebensprinzips. So ergibt sich zwangsläufig die Überlegung, daß es zwar Hunderte von Krankheiten, aber nur EINE Gesundheit gibt, geben kann: Bedeutet also Krankheit den Verlust von Gesundheit? Und wenn, wodurch verursacht? Oder ist es so, daß der Mangel an bestimmten Natursubstanzen den Körper in einen relativen Gesundheitszustand versetzt und damit jederzeit Auslöser einer konstitutionellen Veränderung sein kann? In vorangegangenen Kapiteln haben wir uns bereits damit befaßt.

Hippokrates hat vor über 2000 Jahren Krankheit als Folge von Verstößen gegen die natürliche Lebensordnung definiert. Was Hippokrates jedoch nicht wissen konnte, ist der von uns selbst verschuldete desolate Zustand unserer heutigen Umwelt. Und er konnte nicht wissen, daß es jemals eine Menschheit geben würde, die sich zunehmend von der Natur entfernen, ja das Wissen um die Natur fast vergessen hat. Sein Urteil über uns heutige Menschen wäre vermutlich vernichtend.

Alles theoretische Wissen moderner Biologen basiert auf manipulatorisch herbeigeführten Erkenntnissen. Es sieht so aus, als wolle man den Schöpfer im Nachhinein der Unfähigkeit zeihen, etwas „Unvollkommenes" geschaffen zu haben, was der Mensch hätte besser machen können: Diese maßlose Selbstüberschätzung ist gleichbedeutend dem Selbstbetrug, dem wir unterlegen zu sein scheinen - aber nur scheinen. Es wird niemals einen ernsthaften Zweifel daran geben, daß der menschliche Körper das Ergebnis eines sich geoffenbarten Lebensprinzips ist und in den Erdstoffen seine funktionelle Entsprechung gefunden hat. Alles Deuten und Mutmaßen ändert nichts daran.

Sind also Naturheilmittel nichts anderes als Mittel aus der Natur, die entweder die Gesundheit erhalten oder aber bei Mangel Krankheiten hervorrufen können? Nun, ganz so einfach ist das nicht! Vieles muß da mit einbezogen werden. Vor allem ist zu bedenken, daß der menschliche Körper eine komplizierte Maschine ist, die durch Umwandlung von Stoffen lebensnotwendige Substanzen selbst produziert, welche in der Natur so nicht vorhanden sind, wohl aber in ihr begründet liegen. Und Heilmittel sind keine Mittel die heilen, sondern Mittel, die zur Unterstützung eines körpereigenen Heilprozesses notwendig sind. Daraus folgt, daß der Körper Heilung nur durch sich selbst erfahren kann, indem - das haben wir bereits festgestellt - das gestörte Körper-Seele-Geist-Prinzip wieder hergestellt wird.

Die Erforschung und Verwendung von Natur-Heilmitteln kann deshalb nicht nur den Charakter des „Heilens" haben, vielmehr werden damit alle Bereiche unserer menschlichen Existenz angesprochen. Das heißt aber auch, daß der Mißbrauch oder die falsche Verwendung von Naturheilmitteln sehr wohl auch Schäden verursachen kann. Hier können und müssen wir die Erfahrung und das Wissen unserer Vorfahren nutzen, die der Natur auf Du und Du gegenüberstanden.

In dem folgenden Kapitel werden Sie Rezepturen finden, die spezifisch bei „Wenn Magen und Darm streiken" anzuwenden sind. Sie können sie selber herstellen, wobei auf äußerste Hygiene zu achten ist. Viele von Ihnen, verehrte Leser, werden bislang chemisch-pharmazeutische Medikamente und Präparate eingenommen bzw. verwendet haben. Sofern Sie in Behandlung sind, sprechen Sie mit Ihrem Arzt oder Heiler darüber, denn auch sie werden zu Naturheilmitteln neigen, sofern die Rezepturen gut sind. Und solche gebe ich Ihnen.

PFLANZEN-KRÄUTER UND GEWÜRZE

Lange bevor Dichter und Erfinder etwas ersannen, gab es schon die Wirklichkeit der Pflanzen, die alles schon erdacht und ersonnen hatten. In ihnen offenbart sich die Weisheit der Schöpfung.

Die Erforschung und Verwendung von Pflanzen und Kräutern zu Heilzwecken hat eine Jahrhunderte alte Tradition. Im Laufe der Zeiten erweiterten sich nicht nur die Kenntnisse über die Inhaltsstoffe einzelner Gewächse. Man lernte auch, schädliche Substanzen abzuscheiden, ja sogar natürliche Giftstoffe für Heilzwecke einzusetzen.

Allein die Dosierung entscheidet, ob Gift zerstörerisch oder heilend wirkt. Das alles - und vieles mehr - hatte man gelernt. Damit verbunden wurden vielerlei Methoden zur Herstellung von Naturheilmitteln entwickelt. Einige werde ich Ihnen zur Selbstherstellung beschreiben. Über die Vielfalt, Wirksamkeit und Verwendung von Pflanzen und Kräutern gibt es eine ausgezeichnete Fachliteratur, über die Sie in jeder guten Buchhandlung Auskunft erhalten.

Was aber weitgehend unbekannt ist, ist die biologische Verwendung von Gewürz-Kräutern für Heilzwecke. Landläufig sind sie nichts anderes als Geschmacksverbesserer oder Appetitanreger bei der Herstellung von Speisen und Getränken. Daher hat man sich bislang auch nicht bemüht, eigens Forschungen zu betreiben. Das ist ein bedauerliches Versäumnis. In meinen Rezepturen haben Gewürze eine große Bedeutung. Auch wenn es nicht zum Thema dieses Buches gehört, möchte ich doch auf die Wirksamkeit meiner Haar- und Hautrezepturen verweisen, die ihre Effektivität erst durch eine Symbiose zwischen Pflanzen, Kräutern und Gewürzen erlangt haben.

Das Sammeln und Aufbewahren von Pflanzen, Kräutern und Gewürzen setzt sehr viel Wissen und Erfahrung voraus. Wer sich dafür interessiert, sollte sich ein entsprechendes Fachbuch kaufen und systematisch studieren. Informieren Sie sich aber in jedem Falle darüber, welche Pflanzen unter Naturschutz stehen und nicht gesammelt werden dürfen.

Da die meisten von Ihnen nur geringe Mengen Heilkräuter-Pflanzen und Gewürze benötigen, empfiehlt es sich, den Bedarf in den speziellen Kräuterläden zu decken, die es mittlerweile in jedem größeren Ort gibt. Uns interessieren mehr die Methoden, wie ein wirksames Naturheilmittel oder -hausmittel hergestellt werden kann. Die wichtigsten und gebräuchlichsten sind folgende:

Die einfachste Zubereitung ist der Tee. Man kann ihn auf verschiedene Weise zubereiten: Als Aufguß, indem man die zerkleinerte Droge mit kochendem Wasser übergießt, abdeckt und 10-15 min ziehen läßt, um es anschließend durch ein Sieb oder Leinentuch zu filtern. Als Abkochung, indem man die zerkleinerte Droge kalt mit Wasser ansetzt und bei kleiner Hitze 25-30 min erwärmt. Anschließend kurz aufkochen lassen und in heißem Zustand filtern. Als Kaltauszug, indem die zerkleinerte Droge mit kaltem Wasser übergossen wird. Dann unter mehrmaligem Umrühren 4-5 Stunden bei Zimmertemperatur stehen lassen. Anschließend ohne Auspressen des Rückstandes abgießen. Bei allen Zubereitungen müssen die Gefäße stets bedeckt bleiben, um ein Entweichen der Duft- und Aromastoffe zu verhindern.

Als Pulver: Die getrocknete Droge wird in einem Mörser zu Pulver verrieben. Das Pulver kann dann, je nach Grundgeschmack der Droge, mit Wasser, Honig oder Sirup zu einem Brei vermengt werden. Man verwendet es teelöffelweise. Diese Art der Zubereitung ist sehr magen- und darmfreundlich.

Als Saft: Zerkleinerte frische Pflanzen, Blätter, Früchte, Beeren usw. durch eine Fruchtpresse geben. Wenn keine Presse vorhanden ist, das zerkleinerte Gut zu Brei zerdrücken und in einem groben Leinentuch auspressen. Bei dieser Zubereitung ist zu beachten, daß der Saft nicht aufbewahrt werden kann.

Als Tinktur: Die frischen Kräuter, Pflanzen, Beeren usw. werden zerkleinert und in einer Flasche mit 70%igem Weingeist angesetzt. Als Faustregel gilt: Auf ½ l Alkohol kommen 100g Drogen. Die Flasche muß gut verschlossen sein. Direktes Sonnenlicht ist zu vermeiden. Täglich einmal gut durchschütteln und bei ca. 20 Grad Celsius eine Woche stehen lassen. Es schadet aber nichts, wenn die Tinktur länger steht. Anschließend muß mehrmals gefiltert werden, um Absätze zu vermeiden. Die fertige Tinktur ist für lange Zeit haltbar. Sie darf nur tropfenweise eingenommen werden. In gleicher Weise kann die Droge auch mit einem guten Wein angesetzt werden. Von dem fertigen Wein sollten täglich 2-3 mal ein Likörglas voll eingenommen werden. Zur Geschmacksverbesserung kann, je nach Bedarf, Honig oder Sirup eingerührt werden.

Als Packungen oder Umschläge: Hierzu eignen sich am besten Aufgüsse und Kaltauszüge. Ein Leinentuch wird in der Flüssigkeit getränkt, leicht ausgedrückt und auf die kranke oder schmerzende Körperpartie gelegt. Mit einem zweiten, trockenen Tuch abdecken.

Als Gel: Die frischen Heilkräuter werden in einer Flasche, in einem Verhältnis 1 Teil Kräuter zu 4 Teilen Olivenöl, angesetzt. Täglich gut durchschütteln und ohne direktes Sonnenlicht 10 - 14 Tage ziehen lassen. Anschließend abseihen und in eine andere Flasche umfüllen. Je nach Zusammensetzung des Drogengutes eignen sich die Öle bestens für längere Umschläge, bei Hauterkrankungen, zur Wundbehandlung, bei Verbrennungen, Erfrierungen und zur Massage, sowie bei lokalem Schmerz.

Andere Heilmittel-Zubereitungen wie z.B. Extrakte, Kräutergeist, Salben oder Zäpfchen sollten in der Apotheke gekauft werden. Die Eigenherstellung käme hier zu teuer, weil spezielle Geräte notwendig sind.

Die nun folgenden Rezepturen beziehen sich vorwiegend auf den Magen-Darm-Bereich sowie der Sedierung (Beruhigung) des vegetativen Nervensystems. Wir haben ja mehrfach festgestellt, daß beide Systeme ursächlich voneinander abhängen und sich gegenseitig bedingen. Es wäre aber falsch zu glauben, daß sich die Wirkungen der Rezepturen nur in diesen Bereichen bemerkbar machen würden. Sie werden feststellen, daß darüber hinaus der gesamte Stoffwechselapparat positiv beeinflußt und damit das allgemeine Wohlbefinden verbessert wird.

Beginnen möchte ich mit einer Rezeptur, die einem Grundübel entgegenwirkt, nämlich der **Stuhlverstopfung**. Hier brauchen wir eine Mischung aus: 15 g Faulbaumrinde, 10 g Süßholz, 10 g Eibischwurzel, 10 g Rhabarber, 5 g Zimt, 5 g Kümmel, 5 g Fenchel. Abends einen gehäuften Teelöffel auf eine Tasse Wasser kalt ansetzen, über Nacht ziehen lassen, filtern und vor dem Frühstück schluckweise trinken. Eine stärkere und direktere Wirkung hat Rizinusöl, man sollte es jedoch nur kurzzeitig anwenden.

Nervenberuhigung: Eine Mischung aus 30 g Melisse, 30 g Baldrian, 4o g Minze, 20 g Hopfen, je 10 g Rosmarin und Fenchel. Als Aufguß ein Teelöffel auf eine Tasse siedendes Wasser. 2 - 3 Tassen täglich zwischen den Mahlzeiten trinken. Heiße Bäder mit Baldrian und Fichtennadeln unterstützen die Wirkung, ebenso Atemübungen (s. Autogenes Training).

Nervenschwäche: Eine Mischung aus 30 g Anis, 20 g gelber Enzian, 30 g schwarze Johannisbeerblätter, 20 g Weißdorn, 10 g Minze, je 15 g Melisse und Brombeerblätter. Als Aufguß einen Teelöffel auf eine Tasse siedendes Wasser. 3 Tassen täglich vor den Mahlzeiten trinken. Auch frisches Obst, frische Beeren und frisch gepreßte Fruchtsäfte haben zusätzliche lindernde Wirkung. Autogenes Training wirkt dazu sehr positiv (s. dort).

Blähungen: Eine Mischung aus 30 g Minze, 20 g Fenchel, 20 g Kümmel, je 10 g Nelken, Kamille, Anis und Melisse. Bei starken Blähungen noch 15 g Rosmarin hinzunehmen. Als Abkochung 20 g auf ½ l Wasser. 2 - 3 Tassen täglich vor den Mahlzeiten trinken. Heiße Leibaufschläge mit Essigwasser, die alle 15 Minuten erneuert werden müssen, ergänzen die gute Wirkung.

Gallenbeschwerden: Eine Mischung aus 30 g Minze, 20 g Faulbaumrinde, 20 g Schöllkraut, je 10 g Basilikum, Rhabarber, Kümmel und Salbei. Als Aufguß einen Teelöffel auf eine Tasse siedendes Wasser. Darf aber nur abends getrunken werden. Gute Entlastung bringen auch heiße Umschläge mit Heublumen und Haferstroh.

Darmkatarrh: Mischung zu gleichen Teilen aus den Teesorten Tausendgüldenkraut, Salbei, Wermut, Anis, Minze und Lavendel. Als Aufguß einen Teelöffel auf eine Tasse siedendes Wasser. 2 - 3 Tassen täglich vor den Mahlzeiten trinken. Feuchtwarme Kompressen mit Kamillentee beruhigen den Darmbereich.

Magen- und Darmkolik: Mischung zu gleichen Teilen aus Fencheltee, Liebstöckeltee, Kamillentee, Melissentee und Anistee. Als Abkochung einen Teelöffel auf eine Tasse Wasser. Je nach Bedarf mehrmals am Tage eine Tasse lauwarm trinken. Essigaufschläge bei Bettruhe, führen zur Entkrampfung.

Magenschwäche: Eine Mischung aus 20 g Wermut, 20 g Kamille, je 10 g Melisse, Baldrian und Kümmel. Als Aufguß einen Teelöffel auf eine Tasse siedendes Wasser. Täglich 2 - 3 Tassen zwischen den Mahlzeiten trinken. Feuchte Aufschläge mit diesem Tee stärken die Magennerven.

Magenkatarrh: Eine Mischung aus 20 g Kamille, 15 g Süßholz, 15 g Fenchel, 10 g Eibischwurzel, 25 g Minze und 10 g Kümmel. Einen Teelöffel auf eine Tasse Wasser kalt ansetzen, nach 2 Stunden kurz aufkochen lassen, nochmals 15 Min. ziehen lassen, absehen und warm trinken, aber nur am Abend. Warme Umschläge mit dem Teerückstand auf dem Oberbauch bringen bessere Durchblutung.

Sodbrennen: Mischung zu gleichen Teilen aus Kümmel, Fenchel, Melisse, Kamille, Süßholz und Schöllkraut. Als Aufguß einen Teelöffel auf 1 Tasse siedendes Wasser. ½ bis 1 Stunde nach den Mahlzeiten jeweils ½ Tasse warm trinken. Heiße Umschläge mit ganzer Kamille im Magenbereich entziehen dem Gewebe Flüssigkeit.

Ein paar Schlußbemerkungen zu den Herstellungsweisen und Rezepturen sind notwendig. Die angeführten Grundstoffe der einzelnen Rezepturen können auch anders, z.B. als Saft, Pulver, Tinktur oder Öl verarbeitet werden. In dem Fall gelten die angeführten Verwendungsweisen. Ihre eigenen bewährten Hausmittel können in das Programm einbezogen werden, nur ist darauf zu achten, daß keine Überschneidungen vorkommen.

Die besten Erfolge erzielen Sie, wenn die Rezepturen als Kur angewendet werden. Das heißt, über einen Zeitraum von mindestens 4 Wochen. Lassen Sie sich aber nicht dazu verführen, bei alsbaldiger Beschwerdefreiheit gleich an grundsätzliche Besserung Ihrer Beschwernisse zu glauben. Diesen Fehler machen viele Menschen und erleiden dann häufig Rückschläge, die schließlich zu chronischen Leiden führen können: „Selbsthilfe durch Lebenshilfe" setzt Disziplin und Mäßigkeit in allen Dingen voraus!

Meditation, Autogenes Training und Yogaübungen schließen den Kreis aller materiellen Bemühungen, das Körper-Seele-Geist-Prinzip wieder ins Lot zu bringen. Verwenden Sie jeden Tag eine Stunde darauf. Eine neue, nie gekannte Lebensqualität ist Ihre Belohnung.

WAS BEWIRKT HEILERDE?

Trotz aller Unterschiede der Rassen, Völker, Religionen und gesellschaftspolitischen Gegebenheiten, ist es die Erde, die uns miteinander verbindet, uns zwingt, letztlich unser Dasein ihrer Gesetzmäßigkeit unterzuordnen. Sie ist unsere gemeinsame Heimat, ja unser Leben selbst:

In Urzeiten haben Menschen bereits erkannt, daß der Erdstoff mehr ist als nur fester Boden, auf dem man sich bewegen konnte. Sie haben beobachtet, daß Pflanzen und Tiere ganz bestimmte Erden bevorzugten, wo sie besser gedeihen konnten oder ihren Sammelplatz hatten. Die Neugier wird wohl dazu geführt haben, daß irgend jemand auf die Idee kam, Erde zu essen und sich danach wohler fühlte. Ein anderer mag die Heilwirkung einer bestimmten Erde an einer Wunde entdeckt haben. Niemand weiß das. Aber die kulturgeschichtliche Entwicklung der Menschheit läßt diesen Schluß zu: In Afrika, Asien, Ägypten, Griechenland und vielen anderen Ländern läßt sich die Verwendung ganz bestimmter Tonerden nachweisen und zwar als innerliches wie äußerliches Heilmittel. Nicht alle Erden eignen sich zu Heilzwecken: Es gibt die Erde für den Ackerbau, die Erde als Basis für die natürliche Farbgewinnung und schließlich die Tonerde für Heilzwecke. Man lernte auch, die Erden nach Struktur, Farbe, Geruch und Geschmack zu unterscheiden und sie für therapeutische Zwecke aufzubereiten. Man erkannte sehr schnell, daß dabei die Hygiene eine große Rolle spielte.

Im 15. und 16. Jahrhundert fand die Verwendung von Heilerde ihre Blütezeit: Sie war Hauptbestandteil fast aller Medikamente gegen die Pest. Aber auch die Alchimie bediente sich ihrer und schrieb ihr magische Kräfte zu. So wurde die Heilerde als „Allheilmittel" apostrophiert und damit zum Spekulationsobjekt. Das konnte natürlich nicht gut gehen. Man erkannte durch Forschungen, daß Heilerde eben kein „Allheilmittel" sein konnte. Die Folge war, daß die Heilerde am Ausgang des 16. Jahrhunderts leider praktisch vergessen wurde. Es haftete ihr sogar ein Makel an.

Erst in der Neuzeit fand die Heilerde wieder stärkere Beachtung. Der Hygieniker Max von Pettenkofer (1818-1901) beschreibt 1882 in seinem Buch über die Heilkraft der Erde: „Der Boden, den wir zu verunreinigen aufhören, reinigt sich von selbst" Dieser Satz ist heute aktueller, denn je: Er sagt aber auch aus, daß die Erde eine außerordentliche Säuberungskraft hat, und heilen heißt ja im Grunde nichts anderes als den Körper zu „säubern".

Eigenartigerweise waren es Laienmediziner, die am Ende des 19. und zu Beginn des 20. Jahrhunderts die Heilerde wiederentdeckten. Pfarrer Sebastian Kneipp (1821-1897), der Buchhändler Adolf Just (1859-1936), und der Pastor Emanuel Felke (1856-1926). Sie alle waren Naturheiler aus Überzeugung. Sie haben vielen Menschen geholfen und noch heute werden in aller Welt ihre Heilmethoden angewandt.

Trotz aller Widerstände aus der klassischen Medizin, waren sie davon überzeugt, daß Wasser, Luft, Sonne und Erde die besten therapeutischen Möglichkeiten boten. Kneipp sagte in einem seiner Vorträge: „Der allgütige Schöpfer hat in den unscheinbarsten Dingen, an welchen der moderne Mensch gleichgültig vorübergeht und die er sogar verachtet, Heilmittel für Menschen und Tiere geschaffen. Eines der vorzüglichsten Heilmittel ist der Lehm."

Erinnern wir uns: Goethe hat gesagt: „...nur der hat Recht, dessen Hilfe wirkungsvoll sich erweist." Und Tatsache ist, daß heute Lehmbäder, Lehmpackungen, Lehmtreten, Massagen mit Lehm, Lehmumschläge, und Heilerde als Therapie für innere Erkrankungen, Wundbehandlungen und vieles mehr eine nie geahnte Renaissance erfahren.

Woraus besteht nun Heilerde (griechisch „Bolus" für Tonerde) und was bewirkt sie? Physikalisch gesehen besteht Heilerde - auch Löss genannt - aus durchschnittlich

45 %	Quarz
20 %	Feldspat
10,5 %	Kalkspat
3,5 %	Dolomit
10 %	Glimmer
8 %	Montmorillonit

Daraus lösen sich, vorwiegend bei oraler Einnahme, die Mineralien Silizium, Kalzium, Eisen, Magnesium, Kalium und Natrium. Außerdem die hauptsächlichen Spurenelemente Borsäure, Chrom, Vanadium, Kupfer, Gallium und Zirkonium.

Die therapeutischen Wirkungen der Heilerde begründen sich mit ihrer Fähigkeit, durch Sorbtion (Einsaugen, Binden) innerlich wie äußerlich, Bakterien, Säuren und Gifte in sich aufzunehmen, zu binden und schließlich (bei innerer Anwendung) aus dem Körper zu entfernen. Durch die Auflösung der Elemente im Magen und Darm findet automatisch ein Mineral-Mangelausgleich statt, was sehr wichtig ist. Beachtenswert ist auch, daß die Partikel der Heilerde eine sanfte Massagewirkung an der Darmwand ausüben und somit die Darmfunktion verbessert. Die Gesamtwirkung der Heilerde geht jedoch weit über die genannten Einzelaspekte hinaus.

Die nun folgenden Rezepturen können unabhängig von anderen Natur-Therapien angewendet werden. Auch sie beziehen sich vorwiegend auf den Magen-Darm-Bereich. Zur Verwendung empfehle ich die „Luvos-Heilerde". Sie hat sich in über 65 Jahren bei gleicher Zusammensetzung bestens bewährt.

Durchfall: Je nach Bedarf 2- 3 mal täglich 2 Teelöffel Heilerde in einem Glas mit ¼ l warmem Wasser ansetzen und eine Stunde quellen lassen. Umrühren und in kleinen Schlucken trinken.

Magenschleimhautentzündung: Wie bei Durchfall, jedoch immer 2 Teelöffel Heilerde auf 1/8 l Wasser nehmen.

Magengeschwür: Hier hat eine Rollkur mit Heilerde eine gute Wirkung. 3 Teelöffel Heilerde in 1/3 l lauwarmem Wasser verrühren und zügig austrinken. Anschließend je 5 Minuten auf die rechte Seite, auf den Bauch, auf die linke Seite und den Rücken legen. Sprechen Sie eventuell über diese Rollkur mit Ihrem Arzt oder Heiler, der sie in seine Therapie einbeziehen kann.

Magen-Übersäuerung: Vor dem Schlafengehen 1 - 2 Teelöffel Heilerde in Wasser lösen und zügig trinken. Die Wassermenge sollte möglichst ¼ l nicht überschreiten. Dieser Vorgang kann vor dem Mittagessen wiederholt werden.

Magen-Untersäuerung: Wie bei Übersäuerung, jedoch nur 1 Teelöffel Heilerde nehmen. In beiden Fällen wird der Säurespiegel physiologisch ausgeglichen.

Mineralstoffmangel: Morgens auf nüchternem Magen und abends vor dem Schlafengehen je einen Teelöffel Heilerde in 1/8 l Wasser lösen und in kleinen Schlucken trinken.

Verstopfung: Wie bei Mineralstoffmangel, jedoch in ¼ l Wasser lösen und zügig trinken.

Da es kaum ein Natur-Heilmittel gibt, welches einen größeren Indikationsbereich abdeckt, wie die Heilerde - und dazu keinerlei Nebenwirkung hat - sollte sie auch prophylaktisch (vorbeugend) angewendet werden. Dem Gesunden zur Vorbeugung, dem Kranken zur Heilung.

DIE HÄMATOGENE OXYDATIONS-THERAPIE

Zunächst gilt es, diese nicht allgemein bekannte Therapie zu erklären, damit Sie, verehrte Leser, etwas damit anfangen können: Hämatogen bedeutet „vom Blute her" - blutbildend. Und „Oxydation" bedeutet, „etwas mit Sauerstoff verbinden". Therapie ist die Methode einer spezifischen Behandlung. Hinzu kommt noch die Bestrahlung des angereicherten Blutes mit ultraviolettem Licht. Zusammen genommen kann die Formel der Hämatogenen Oxydations-Therapie so lauten: Blut wird mit medizinischem Sauerstoff angereichert und anschließend mit ultraviolettem Licht bestrahlt. Das so behandelte Blut sorgt im anregend beeinflußten Kreislauf für besseres Blut und damit zur besseren Durchblutung.

Wie das im einzelnen funktioniert, welche Wirkungen zu erwarten sind, werden wir noch sehen. - Fest steht, daß die Hämatogene Oxydations-Therapie immer mehr Anwender findet. Sie ist leicht durchführbar und kostengünstig. Leider verhindern bisher Vorurteile der Schulmedizin, daß diese Therapie anerkannt und damit von den Krankenkassen bezahlt wird. Diese Einseitigkeit naturwissenschaftlichen Denkens ist ein Skandal. Die Ignoranz nachweislicher und überzeugender Heilerfolge dieser Therapie aber ist unverantwortlich.

Dabei weiß man, daß Sauerstoff und ultraviolettes Licht bei der Entstehung von Leben auf dieser Erde eine entscheidende Rolle gespielt haben. Ebenso weiß man, daß viele Krankheiten beim Menschen die Folge von Sauerstoffmangel im Blut sind, bzw. durch mangelhafte Sauerstoffverwertung im Körper entstehen. Man denke nur an die Vielzahl der Herz-Kreislauf-Erkrankungen, an die qualvollen Atemwegs-Erkrankungen oder an die degenerativen Erscheinungsformen der Hirn-Erkrankungen. Sie alle werden durch Sauerstoffmangel begünstigt. Ist erst einmal eine Arteriosklerose (Durchblutungsstörung) vorhanden, sind schwerste Erkrankungen zu erwarten. Natürlich spielt eine falsche Lebensführung da mit hinein: Der Mißbrauch von Alkohol, Nikotin und Medikamenten zum Beispiel. Die Schwere der Erkrankung ließe sich jedoch durch die Anwendung der Hämatogenen Oxydations-Therapie zumindest mildern - und das wäre für viele Betroffene bereits ein Erfolg. Ganz hervorragend eignet sich die Hämatogene Oxydations-Therapie aber für Präventiv-Maßnahmen (wirksame Vorbeugung) und hier vor allem bei älteren Menschen.

Wenn man nun bedenkt, daß diese Therapie mit ihrem ganzkörperlichen Wirkungsfeld und ihrer fast risikolosen Anwendung im Schatten sehr bedenklicher Therapien steht, kann man doch nur ob solcher Unvernunft den Köpf schütteln! Es wird sich erweisen, daß die Hämatogene Oxydations-Therapie eines der besten Naturheilverfahren ist - für viele leider zu spät.

Wie funktioniert nun diese Therapie und wer hat sie entwickelt? Fangen wir mit dem Entdecker der Hämatogenen Oxydations-Therapie an: Es ist der Schweizer Arzt Prof. Dr. F. Wehrli. Seine Therapie entsprang nicht etwa einem genialen Einfall. Sie ist vielmehr das Ergebnis erworbener Kenntnisse und Erkenntnisse, experimentell gewachsen. Viele Wissenschaftler - und auch Laien - haben sich bereits früher mit der Wirkung von Sauerstoff und ultraviolettem Licht auf das Blut beschäftigt. So kannte man bereits die sogenannte „Blutwäsche" oder die reine „Ozontherapie". Beide Therapien sind aber nicht identisch mit der von Prof. Wehrli entwickelten Hämatogenen Oxydations-Therapie.

Die Durchführung der Therapie ist recht einfach und für den Patienten schmerzlos: Aus der Armvene werden 60 - 100 ml Blut entnommen und 10 - 15 Minuten mit medizinischem Sauerstoff aufgeschäumt. Anschließend wird das Blut kurz mit ultraviolettem Licht bestrahlt. So behandelt, wird das Blut auf gleichem Wege dem Körper zurückgegeben, wie es entnommen wurde. Bei der ganzen Prozedur ist natürlich ein absolut steriles Milieu notwendig.

Wie erklärt sich nun die hohe therapeutische Wirkung der Hämatogenen Oxydations-Therapie? Wir wissen, daß Sauerstoff (lateinisch Oxygenium) ein flüchtiges, farb-, geruch- und geschmackloses Gas ist. Es ist das wichtigste Element überhaupt. Im Blut wird dieser Sauerstoff chemisch in Singulett-Sauerstoff (Blutsauerstoff) umgewandelt. Dieser umgewandelte Sauerstoff ist in der Lage, über

10 und mehr Monate die Ablagerungen in den Blutgefässen abzubauen. Die ultravioletten Strahlen sorgen für zusätzliche Energie-Freisetzung bei der Oxydation. Wir leiten also mit dieser Therapie eine regelrechte Kettenreaktion ein, die dazu führt, daß eine optimale Durchblutung aller Organe und Körperteile erreicht wird. Das kommt insbesondere den erkrankten Organen und Körperteilen zugute. Und wo genügend Sauerstoff vorhanden ist, erhöht sich die Regenerationsfähigkeit einer jeden Körperzelle.

Um noch einmal darauf zurückzukommen: Ist es nicht unverantwortlich und sogar dumm, die Hämatogene Oxydations-Therapie zu bekämpfen?

Wenn wir die Wirkungsweise dieser Therapie auf unser Thema „Wenn Magen und Darm streiken" beziehen, kann festgestellt werden, daß sie nicht spezifisch allein den Magen und Darm betreffen kann, obwohl zwangsläufig sehr gute Heilerfolge erzielt werden. Vielmehr führt die Hämatogene Oxydations-Therapie zu einer Verbesserung der Sauerstoffaufnahme und -verwertung im ganzen Organismus und damit zur Beschleunigung der Zellerneuerung. Damit ist die Hämatogene Oxydations-Therapie wohl die umfassendste Naturheilmethode überhaupt.

WIE KANN WASSER HELFEN?

Daß das Wasser - neben dem Sauerstoff - für alles Leben auf dieser Erde größte Bedeutung hat, wissen wir (s. „Chemie des Körpers"). Aber daß das Wasser darüber hinaus mit allem Existierenden in Wechselbeziehung steht, wird häufig nicht bedacht. Selbst die Weltreligionen basieren darauf. Christus war bekanntlich ein „Menschenfischer" und fischen ist ohne Wasser nicht möglich. Wir haben den Wasserkreislauf, der auf Erden nicht nur das Wetter und das Klima bestimmt, sondern auch für Wachstum und Gedeihen sorgt. „Das weiche Wasser bricht den Stein", heißt es in einem Lied. Und wenn wir uns die Struktur der Erde anschauen, sind die Auswirkungen dieser sanften, aber elementaren Kraft überall sichtbar: Bis in die Täler hinein gefräste Rinnen, Flußläufe, Gebirgseinschnitte, Höhlen usw. Nichts und niemand kann das Wasser aufhalten.

Mehr als Zwei Drittel der Erde sind mit Wasser bedeckt. Die Wechselbeziehung zwischen Erde und Mond sorgt für Ebbe und Flut und stellt damit ein unerschöpfliches Energiepotential dar, das der Mensch auszunutzen begonnen hat. Das Wasser (Wasserstoff) wird eines Tages - in Verbindung mit der Sonnenenergie - Energielieferant aller technischen Bedürfnisse sein.

Das alles, verehrte Leser, hat mit Wasser zu tun bzw. geht von ihm aus. Es ist daher nicht verwunderlich, daß dem Wasser zu allen Zeiten heilende oder magische Kräfte beigemessen wurden.

Noch heute existieren bei Naturvölkern in Australien, Neuguinea und Afrika Rituale, die das Wasser beschwören, die den „Geist des Wassers" geneigter machen sollen, ihrem Wohle zu dienen. Die Waschungen der griechischen Philosophen, die Bäder und Thermen der Römer sind kulturhistorische Beispiele einer frühen Hydrotherapie (Wasserheilkunde), die fast vergessen wurde.

In neuerer Zeit verdanken wir es vor allem zwei Persönlichkeiten, daß die Wasserheilkunde therapeutisch genutzt und weiter-entwickelt wurde: dem Schlesischen Bauern Vinzenz Priessnitz (1799-1851) und Pfarrer Sebastian Kneipp (1821-1897) - übrigens gegen den erbitterten Widerstand engstirniger Mediziner. Ihre Therapien sind heute fester Bestandteil natürlicher Heilverfahren und nicht mehr hinwegzudenken. Bemerkenswert ist, daß bereits der berühmte Leibarzt Bismarcks, Schwenninger, gesagt hat: „Ein guter Arzt heilt mit einem nassen Handtuch mehr, als ein schlechter mit einer ganzen Apotheke". Fürwahr ein kluger Mann. Selbst die Erforschung unterirdischer Wasseradern auf die Gesundheit gewinnt immer mehr an Bedeutung. Leider machen sich das viele Scharlatane zu Nutze.

Es würde auch hier den Rahmen dieses Buches sprengen, wollte ich alle Möglichkeiten der Wasserheilkunde aufzeigen. Allein die Anwendungen nach Kneipp umfassen über 120 Anwendungsmöglichkeiten und Spezifikationen. Wenn ich hier vier den Magen- und Darmbereich betreffende Anwendungen bespreche, so sind die therapeutischen Wirkungen dennoch nicht nur auf diesen Bereich beschränkt. Sie sind im Grunde immer „Ganzkörperbezogen". Das heißt also, daß sich das Wirkungsspektrum positiv in allen Organbereichen bemerkbar macht. Alle Hydrotherapien beruhen auf Reizwirkungen, welche das vegetative Nervensystem auf die Organfunktion ausübt. Es gibt kalte, warme und heiße Anwendungen. In allen drei Fällen ist eine gute Durchwärmung des Körpers unabdingbare Voraussetzung. So seltsam sich das auch anhören mag, aber ob kalte, warme oder heiße Anwendungen, immer wird Wärme erzeugt und das ist die eigentliche Heilwirkung der Hydrotherapie!

Kalte Anwendungen sind immer fiebersenkend, kreislaufstabilisierend sowie giftausleitend. Hierbei muß der Körper stets gut durchwärmt sein. Die Dauer der Anwendung ist immer kurz! Hautrötungen und ein einhergehendes Wärmegefühl sind Anzeichen einer gebesserten Durchblutung. Damit ist der Zweck erreicht und die Behandlung muß abgebrochen werden. Eine Nacherwärmung durch äußere Wärmezufuhr, z.B. im Bett oder durch Bewegung, ist absolut notwendig.

Warme Anwendungen bewirken eine bessere Reaktionsbereitschaft des vegetativen Nervensystems. Hingegen sind heiße Anwendungen überall da angezeigt, wo Wärmedefizite vorhanden sind, z.B. bei rheumatischen Erkrankungen, Entzündungen, Schmerzzuständen oder Koliken.

Sollen starke Reize erzeugt werden, sind Wechselanwendungen von kaltem und heißem Wasser erforderlich. Je nachdem, ob Körperpartien vom warmen oder kalten Wasser getroffen werden, erweitern sich die Blutgefäße oder ziehen sich zusammen. In jedem Falle ist eine starke Durchblutung der Haut und spontane Anregung des Blutumlaufs das Ergebnis.

In der Hauptsache sind folgende Anwendungsformen der Wasserheilkunde durchführbar: Als Ganz- oder Teilwaschung, Abreibung, Duschen, Bäder, Wickel, Güsse, Umschläge sowie Spülungen und Kompressen. Die Wirkung der jeweiligen Anwendung kann durch Zugabe von Heilpflanzen, Extrakten und Tinkturen beträchtlich gesteigert werden, es muß also nicht unbedingt nur reines Wasser sein.

Die nun folgenden vier Anwendungen sollen nicht als starres Reglement verstanden werden. So ist es durchaus möglich, den Wärme-grad des Wassers individuell abzustimmen - der eine etwas wärmer, der andere etwas kälter. Sie müssen sich bei jeder Behandlung grundsätzlich wohlfühlen. Eine gefühlsmäßige Aversion bei der praktischen Anwendung könnte den Erfolg in Frage stellen.

Ansteigendes Bad mit Kamille

Bei diesem Bad muß der ganze Körper bis zum Hals mit Wasser bedeckt sein. Die Anfangstemperatur sollte 34 - 36 Grad Celsius betragen. Innerhalb von 20 bis 30 Minuten wird die Wassertemperatur auf 40 - 45 Grad Celsius gesteigert. Diese Bäder regen den Kreislauf an, lösen Stauungen auf und verbessern den Stoffwechsel. Aber Achtung: Das Bad muß sofort abgebrochen werden, sobald sich Schweißbildung zeigt. Anschließend den Körper heftig mit einem Tuch trockenreiben und eine Stunde ruhen. Der Hautreiz wird verstärkt, wenn dem Bad Kamille beigegeben wird (Abkochung von 30 g Kamille auf einen Liter Wasser). Eine Alternative dazu ist das Warmbad. Die Wassertemperatur liegt hier zwischen 32 und 36 Grad Celsius. Die Dauer beträgt 15 - 20 Minuten. Die oben geschilderte Wirkungsweise ist gegeben, jedoch milder.

Sitzbad mit Heublumen

Das Sitzbad unterscheidet sich von anderen Bädern in erster Linie dadurch, daß der Badende seinen Unterkörper bis zur Nierengegend mit Wasser abdeckt. Der übrige Körper muß mit Laken oder Decken warmgehalten werden. Bei einer Wassertemperatur von ca. 38 Grad Celsius liegt die Dauer des Bades bei 10 - 15 Minuten. Jedem Sitzbad sollte ein kalter Unterguß von ca. 10 Sekunden folgen, am besten mit der Handbrause. Nach dem kräftigen Abreiben ist strenge Bettruhe von mindestens 30 Minuten erforderlich. Aufgrund der starken Reizwirkung dürfen diese Sitzbäder höchstens 2 - 3 mal in der Woche angewendet werden. Eine gute Durchblutung der Unterleibs- und Bauchorgane ist gewährleistet. Bei jedem Warm-Sitzbad werden 30 Gramm Heublumen in einem Leinensäckchen in das Wasser gehängt. Damit wird die Durchblutung noch verstärkt. Als Alternative kann das Wasser des Sitzbades auf 38 - 45 Grad Celsius erhöht werden. Jedoch darf dann die Badedauer, bei guter Verträglichkeit, nicht mehr als 8 - 10 Minuten betragen und der kalte Unterguß muß entfallen.

Der heißfeuchte Leibwickel

Bei diesem Leibwickel wird ein entsprechendes Leinentuch ganz in heißes Wasser gelegt, ausgewrungen, mehrfach zusammengelegt und um den ganzen Unterkörper geschlungen. Dann wird mit einer Wolldecke abgedeckt, wobei die Ränder ein wenig überstehen müssen. Um ein Verrutschen des Wickels zu verhindern, sollte er mit einer Sicherheitsnadel befestigt werden. Man läßt den Wickel 60 bis 90 Minuten wirken. Nach dem Entfernen des Wickels muß der Behandelte mindestens 30 Minuten ruhen. Das Anlegen und Entfernen des Wickels muß schnell geschehen (am besten vorbereiten). Auf gute Raumtemperatur und geschlossene Fenstern ist unbedingt zu achten. Die Wirkung kann verstärkt werden, indem dem heißen Wasser 1 Eßlöffel Weinessig, auf je 1 Liter Wasser, beigegeben wird. In Entzündungsfällen kann anstelle des Wassers heißer Kamillentee genommen werden. Die Anzahl der Anwendungen richtet sich nach der Schwere der Erkrankung bzw. der Verträglichkeit des Patienten.

Die kalte Abreibung

Diese von Priessnitz entwickelte Art der Wasseranwendung ist die mildeste, aber trotzdem eine wirkungsvolle Form der Hydrotherapie. Sie dient dem Gesunden zur wohlbefindlichen Vorbeugung und dem Kranken zur Nervenstärkung. Man benötigt dazu einen weichen Schwamm oder einen Waschlappen: Zuerst reibt man das Gesicht, dann den Kopf, die Brust, die Achselhöhlen, die Arme und schließlich den ganzen Körper mit kaltem Wasser ab. Das alles darf nicht länger als 2 Minuten dauern. Anschließend wird der ganze Körper mit einem Frottierhandtuch zügig abfrottiert. Entweder zieht man sich dann warm an oder legt sich 10 Minuten ins Bett. Diese Abreibung hat aber nicht nur nervenstärkende Wirkung. Die weitere Folge davon ist, daß sich die Blutgefäße erweitern und somit mehr Blutkörperchen aufnehmen. Das heißt, es gelangt mehr Sauerstoff in den Kreislauf; mit positiven Auswirkungen für den ganzen Organismus.

Bei allen Anwendungen wirken gezielte Atemübungen und Meditationen unterstützend und in jedem Falle positiv (s. Autogenes Training und Yoga).

Nach einiger Zeit werden Ihnen Wasseranwendungen unentbehrlich sein. Lassen Sie die im Handel angebotenen chemischen Schaumbäder beiseite. Viele Hautallergien müssen auf die Verwendung solcher Produkte zurückgeführt werden. Das reine, unverfälschte Wasser ist durch nichts zu übertreffen.

AUTOGENES TRAINING

Vielleicht sind Sie erstaunt, verehrte Leser, daß ich dem Autogenen Training und dem Yoga je ein Kapitel gewidmet habe. In der Mehrzahl glaubt man nämlich, daß zwischen beiden kein großer Unterschied besteht. Viele Gespräche - vor allem mit interessierten Laien - haben mich zu dieser Auffassung gebracht. Daher halte ich es für notwendig, die gravierenden Unterschiede dieser hochwirksamen Therapien herauszustellen.

Yoga ist eine Philosophie, die aus dem Dunkel der Menschheitsgeschichte kommt, obwohl die Hindus glauben, daß ihr Gott Shiva die Yoga-Lehre Brahma, dem Gott der Schöpfung, mitgeteilt habe. Sie ist wohl zwischen 6000 - 4000 v.Chr. in Indien entstanden. Ein großer Irrtum aber ist, die Yoga-Lehre als Religion oder Magie zu bezeichnen. In Indien gilt sie als Wissenschaft, die Körper, Seele und Geist zu einer harmonischen Einheit verbindet und damit zur Erkenntnis des wahren „Selbst" führt. Aber wir kommen noch darauf noch zurück...

Das Autogene Training besteht grundsätzlich aus Entspannungsübungen der dem freien Willen unterworfenen Gesamt-Muskulatur - unter Ausschaltung bewußten Denkens. - Das zu erlernen, ist relativ leicht, aber dennoch sehr wirkungsvoll.

Um die Physiologie des Autogenen Trainings richtig zu verstehen, müssen wir unsere bisher erworbenen Kenntnisse der menschlichen Anatomie ein wenig erweitern. Wir müssen zunächst unterscheiden, daß die quergestreifte äußere Skelett-Muskulatur dem freien Willen unterworfen ist und gewissermaßen auf Kommando betätigt werden kann. Die im Körperinneren gelegene Herz- und glatte Eingeweide-Muskulatur hingegen entzieht sich dem freien Willen. Eine Entspannung der willkürlichen Muskulatur zieht aber zwangsläufig eine Entspannung der unwillkürlichen Muskulatur nach sich, weil beide Systeme letztlich durch die in der Großhirnrinde vorhandenen Nervenzentren kausal miteinander verbunden sind.

Alle Muskeln bestehen aus Muskelfasern. Sie können sich zusammenziehen, dann nähern sich ihre Enden einander und die Faser wird kürzer, dicker und härter. Die Muskelfaser ist somit im Spannungszustand. Wird die Spannung übermäßig, spricht man von einem Muskelkrampf - was bei Sportlern ja häufig zu beobachten ist. Der umgekehrte Vorgang der Zusammenziehung ist die Ausdehnung: Die Enden entfernen sich voneinander, die Muskelfaser wird länger, dünner und weicher. Entspricht die Ausdehnung der natürlichen Kontraktion, tritt Entspannung ein. Sie ist immer mit dem Gefühl der Ruhe und des Wohlbehagens verbunden, während die Spannung mit einer Empfindung der Anstrengung, der Krampf immer mit Schmerz einhergeht. Es gibt allerdings auch einen überzogenen Entspannungszustand, der durch völlige Kraftausgabe des Körpers entsteht: Die totale Erschöpfung. Tritt dieser Zustand häufig ein, muß mit irreparablen Schäden an der Muskulatur gerechnet werden.

Neben der Muskelentspannung, der Ausschaltung bewußten Denkens, ist die richtige Atmung Voraussetzung eines wirkungsvollen Autogenen Trainings. Zusammengefaßt, erreichen wir mit dem Autogenen Training - bedingt durch Ruhe, Muskelentspannung, richtiges Atmen und Denkkontrolle - Aufhebung der Energieblockade im Körper und damit eine wesentliche Verbesserung der gestörten Lebensenergie. Das wiederum normalisiert die Funktion des vegetativen Nervensystems, erhöht also gerade im Magen-Darm-Bereich die Organtätigkeit. Die Ausführung des Autogenen Trainings bedarf keiner großen Vorbereitung. Es genügt ein abgedunkeltes, ruhiges Zimmer. Die Fenster müssen geschlossen und es muß normale Raumtemperatur gegeben sein. Am Morgen nach dem Aufwachen machen Sie die folgenden Übungen:

Setzen Sie sich zunächst gerade auf einen Stuhl oder auf die Bettkante und schließen Sie die Augen. Nun beugen Sie den Kopf leicht nach vorn und lassen die Arme locker hängen. Die Beine stehen im rechten Winkel nebeneinander. Jetzt atmen Sie 5 mal aus der Brust tief ein und aus. Bei jeder Atmung halten Sie die Luft ca. 10 Sekunden lang an. Nun machen Sie mit dem Oberkörper leichte seitliche Pendelbewegungen, während die Arme ausgeschüttelt werden. Die Beine verharren in ihrer Stellung, der Kopf bleibt nach vorn geneigt. Das machen Sie ca. eine Minute. Kehren Sie dann in Ihre Ausgangsposition zurück. Nun atmen Sie 5 mal aus dem Bauch tief ein und aus, wobei ebenfalls nach jeder Atmung die Luft ca. 10 Sekunden angehalten wird. Jetzt neigen Sie bei aufrechtem Oberkörper den Kopf so weit nach hinten, bis Sie Muskelwiderstand spüren. Die Beine werden nach vorn angehoben und in nach innen kreisende Bewegungen versetzt. Auch das geschieht ca. eine Minute. Wieder in die Ausgangsposition zurückkehren und 3 Minuten völlig entspannt sitzen bleiben. Damit ist die Übung beendet und Sie stehen langsam auf.

Aber etwas sehr Wichtiges kommt hinzu: Während der praktischen Ausführung der Übung denken Sie an nichts. Konzentrieren Sie sich ganz auf den Bewegungsablauf. Während der Ruhephase aber sprechen Sie in Gedanken: „Meine Arme sind leicht, ganz leicht. Mein Kopf ist ganz frei von störenden Gedanken. Meine Füße und Beine sind warm, ganz warm. Mein ganzer Körper ist voller Energie."

Später, wenn Sie Routine dieser Übung erlangt haben, denken Sie von Anbeginn an begleitende positiven Gedanken, immer auf Ihre Lebenssituation bezogen.

Die Begleitumstände für die Schlaf-Übung sind die gleichen, nur die Position ändert sich wie folgt:

Legen Sie sich mit leicht abgespreizten Armen und Beinen ins warme Bett und decken sich - auch im Sommer - gut zu. Während Sie nun ständig aus dem Bauch tief ein- und ausatmen, sprechen Sie innerlich in Gedanken: Ich bin ganz entspannt, meine Seele ist frei von Trübsal. r

Ich werde müde, ganz müde. Mein Körper wird leicht, ganz leicht, ich schwebe, schwebe.

Eine Angabe über die Dauer dieser Übung erübrigt sich, Sie werden schnell und sanft einschlafen:

Machen Sie diese Übungen zum festen Bestandteil Ihres Tagesablaufs. Sie werden bald die wohltuende Wirksamkeit dieser recht einfachen Übungen zu schätzen lernen. Verbinden Sie diese mit anderen Therapie-Vorschlägen aus diesem Buch. Der Erfolg ist Ihnen sicher, weil Körper, Seele und Geist in Harmonie sind.

YOGA

Was Yoga grundsätzlich von Autogenem Training unterscheidet, haben wir festgestellt. Es gilt, diesen Unterschied ein wenig zu vertiefen. Gleichzeitig möchte ich darauf hinweisen, daß Yoga für uns Europäer nicht leicht begreifbar ist, als Heiltherapie durch intensives Studium erst erlernbar wird. Die verschiedenen Formen des Yoga machen das alles nicht gerade leichter. Dennoch gibt es leicht nachvollziehbare, einfache Übungen des Yoga, die wir besprechen wollen. Nutzbringend sind sie allemal:

Das Wort Yoga kommt aus dem Sanskrit und bedeutet „Zusammenfügen", nämlich des Körpers, der Seele und des Geistes. Der Körper selbst wird als Tempel des lebendigen Geistes betrachtet. Er ist Werkzeug, dessen Bestimmung darin liegt, daß sich das Göttliche - die kosmische Lebenskraft - durch ihn kundtut. Somit ist der Körper auch kein Gefängnis des Geistes oder ein Gefäß, in dem sich Lüste und Begierden manifestieren können. Das ist der höhere Sinn des Yoga.

Neben den Atemübungen und Körperstellungen ist die Meditation unerläßlich. Sie ist das wirkungsvolle Bindeglied aller Yogaübungen. Die richtige Meditation erst vereint das stofflich Vergängliche mit dem Unendlichen - mit dem Schöpfergeist, und läßt unzweifelhaft erkennen, daß der Geist und die Seele unvergänglich sind.

Verwechseln Sie aber nicht das Gebet mit Meditation. Das Gebet ist Zwiesprache mit Göttlichen. Bei der Meditation verharren wir so lange in Betrachtung allen Seins, bis der Verstand ausgeschaltet ist und das Herz das Denken bestimmt. Denn nur dann können wir in der Meditation das „Göttliche" fühlen, wenn der Geist still geworden ist und sich das Herz „geöffnet" hat.

Zur Meditation nehmen wir am besten den Lotus-Sitz ein (übereinander gekreuzte Beine, wobei die Unterschenkel bis an den Unterkörper herangezogen werden). Sollten Sie dazu nicht in der Lage sein, genügt eine aufrechte, entspannte Körperhaltung auf einem harten Stuhl. Der Raum muß abgedunkelt und ruhig sein. Für die atmosphärische Stimulans sorgen Räucherstäbchen oder Duftkerzen.

Sind diese Voraussetzungen erfüllt, beginnen Sie die Meditation mit der Tiefatmung: Atmen Sie bei geöffnetem Mund völlig aus. Pressen Sie mit dem Bauch alle Luft aus sich heraus. Nun machen Sie 10 hechelnde schnelle Atemzüge durch den Mund, wobei sich die Schultern rhythmisch heben und senken müssen.

Jetzt beginnt die eigentliche Tiefatmung: Saugen Sie die Luft bei geschlossenem Mund durch die Nase langsam ein, indem die Atmung über den Bauch, das Zwerchfell, in den Brustraum geleitet wird. Zählen Sie dabei langsam bis vier. Ohne Luftanhalten atmen Sie, so zögerlich wie möglich, bei geöffnetem Mund über die Brust, das Zwerchfell und den Bauchraum völlig aus.

Beginnen Sie mit höchstens fünf Tiefatmungen am Tage. Steigern Sie diese täglich um eine Atmung, bis Sie etwa vierzig erreicht haben. Bitte halten Sie sich unbedingt daran: Bei Übertreibungen könnten ohnmachtähnliche Zustände eintreten.

Haben Sie das gelernt, können Sie die rhythmische Atmung üben. Sie unterscheidet sich von der Tiefatmung nur dadurch, daß der Atem-Rhythmus dem Herz-Rhythmus angepaßt wird.

So vorbereitet, fangen Sie nun an zu meditieren: Schließen Sie die Augen. Lassen Sie Ihren Gedanken freien Lauf, gleich was Ihnen durch den Kopf geht. Versuchen Sie, Ihre Gedanken vor Ihrem „Geistigen Auge" sichtbar zu machen, sie geistig zu interpretieren. Ihr Kopf wird immer leerer werden. Ihre Gedanken flachen mehr und mehr ab. Nun sind Sie leer. Nichts hindert Sie mehr daran, Ihre geistigen Visionen auszuleben: Stellen Sie sich die Schönheit einer Blume vor; wie aus dem in die Erde gesenkten Samenkorn solch eine herrliche Blume entstanden ist. Sehen Sie einen klaren Bach oder Fluß, in dem sich Fische tummeln und unendliche Ruhe und Harmonie Sie umfängt.

Sehen Sie Berge und Täler in ihrer majestätischen Pracht - Sehen Sie hastende, dem Erfolg nachjagende Menschen, denen Sie geistig zurufen: „Verharrt, ihr Menschen, jagt nicht nach Dingen, die euch niemals gehören werden, alles ist nur, geliehen'".

Ihre Vorstellungskraft - zunächst abstrakt - wird Ihnen schließlich die Wirklichkeit bringen, die Sie mit der Schöpfung auf ewig verbindet. Angst, Neid, Hass, Begierde, Zorn, Leid, Schmerz und Finsternis weichem dem Licht der Liebe und der Hoffnung.

Die beglückenden Empfindungen der Meditation werden das Maß ihrer Häufigkeit sein. Wann immer Ihnen danach ist, meditieren Sie, vergessen Sie aber bitte niemals die Vorbereitungen. Gerade am Anfang schaffen sie erst die notwendige Atmosphäre.

Im Magen-Darm-Bereich werden Sie eine grundsätzliche Wandlung zum Positiven erleben. Bei vernünftiger Lebensführung werden Ihre Beschwernisse der Vergangenheit angehören, so hoch müssen Yoga-Übungen, wenn sie mit dem nötigen Ernst ausgeführt werden, einzuschätzen sein.

SCHLUSSWORTE (philosophische Betrachtung)

Möge das Gelesene in Ihnen im Positiven weiterwirken und Ihnen helfen. „Selbsthilfe durch Lebenshilfe" ist für mich mehr als nur ein Wort - sie ist meine Lebensphilosophie.

Die Vielschichtigkeit des Buches gibt Ihnen Gelegenheit, den Zusammenhang zwischen Körper, Seele und Geist jederzeit festzustellen und damit die eigene Lebensführung ob ihrer Richtigkeit zu überprüfen. Ihr Detail-Wissen über Natur, Naturwissenschaft, Lebensvorgänge und psychische Vorgänge beim Menschen wird Ihnen in Zukunft stets ein großer Helfer sein. Lesen Sie das Buch immer wieder und es werden Ihnen zunehmend neue Erkenntnisse zuteil, die beim ersten oder zweiten Lesen unentdeckt blieben. Die angebotenen Hilfs-Programme beschränken sich nicht nur auf den Magen-Darm-Bereich. Praktisch sind sie Ganzkörper-Programme mit Auswirkungen auf das ganze Körper-Seele-Geist-Prinzip und das wollte ich erreichen!

Die Unzulänglichkeit von uns Menschen überhaupt, die Hilflosigkeit, Machtlosigkeit und Verzweiflung vieler Menschen haben mich zu der Erkenntnis gebracht, daß wir einander beistehen müssen. Jeder ist dazu aufgerufen - jeder auf seine Weise und der Art seiner Fähigkeit.

Oft ist es der Mangel an Informationen oder spezifischen Kenntnissen, die Menschen in Not geraten lassen. Insbesondere im Gesundheitsbereich. Hier hat eine vom Kommerz betriebene falsche und unverantwortliche „Informations-Politik" zu einem völlig widernatürlichen Gesundheitsbewußtsein geführt. Für alles und jedes gibt es eine „Pille", hat man uns Glauben gemacht und viele sind Opfer dieses falschen Glaubens geworden. Die Kausalität von Körper, Seele und Geist wird verleugnet, ernsthafte Mahnungen werden in den Wind geschlagen.

Aber immer dann, wenn Probleme die Menschen zu verschlingen drohen, überkommt uns eine große Kraft: Man besinnt sich zunehmend auf die Natürlichkeit unserer Existenz - und damit schließt sich wieder der Kreis des Körper-Seele-Geist-Prinzips.

Da nutzt es nichts, wenn falsche Propheten alles in Abrede stellen wollen, was die Menschheit zukünftig als „Höhere Ordnung" anzuerkennen und danach zu leben bereit ist. Da nutzt es auch nichts, Menschen, die diese „Höhere Ordnung" erkannt haben und sie der Allgemeinheit vermitteln wollen, der Lächerlichkeit, der Unwissenheit preisgeben zu wollen! Das alles prallt von Ihnen ab und fällt auf die falschen Propheten zurück, die letztlich als unbelehrbare Ignoranten erkannt und ihre Macht über die Menschen verlieren werden. Das allein würde genügen, den Menschen auf der ganzen Welt Frieden und Freiheit zu bringen - und es wird so kommen, weil die Schöpfung es so will.

In diesem Bewußtsein, meine verehrten Leser, habe ich dieses Buch geschrieben. Meine Lebenserfahrung, mein Wissen, meine Überzeugungen habe ich Ihnen aufgeschrieben. Kein Kapitel ist entbehrlich; die Zusammenhänge sind leicht erkennbar und ergänzen sich auf mannigfaltige Weise.

So gesehen sind die Worte „Selbsthilfe durch Lebenshilfe" für alle Menschen eine Lebensphilosophie, nicht nur für einzelne.

Üben auch Sie sich darin, meine verehrten Leser, zum eigenen Nutzen und zum Wohle einer nicht mehr fernen, glücklichen Welt. Mit meinem Buch ein wenig dazu beigetragen zu haben, würde mich sehr glücklich machen.

KURT TEPPERWEIN & FELIX AESCHBACHER

OUT-BURN - Burn-out umkehren
Der Ausweg aus der Erschöpfungsfalle

Burn-out Betroffene fühlen sich oft nicht ernst genommen und im Stich gelassen. Für ihr Umfeld sind ihre Aussagen von außen betrachtet schwer nachzuvollziehen. Es ist an der Zeit, diese schwerwiegenden Symptome ernst zu nehmen und sie als Erkrankung zu respektieren. *Doch wie kommt es zu Burn-out? Was können wir tun um es zu verstehen, ihm entgegenzuwirken und vorzubeugen?*

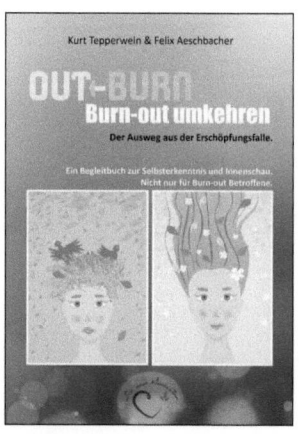

Wenn Psyche, Emotionalebene und Körper in Mitleidenschaft gezogen sind, wird der Alltag zum Dreh- und Angelpunkt der Ausweglosigkeit. Mensch steckt fest. Befreiung kommt immer von innen, auch wenn sie von äußeren Komponenten begleitet und unterstützt wird. *Die Gründe für Burn-out wirklich zu erkennen und zu erfassen, benötigt mehr als fachliches Wissen. Eine innere Klarheit und eine unpersönliche Betrachtungsweise sind unumgänglich.* Dies bedeutet, über die Grenzen des Verstandes hinauszugehen und die Antwort in sich selbst zu finden. Um die Wurzel des Leidens aufzuspüren, wurde dieser Leitfaden geschrieben. Aber auch den Familien und dem Umfeld der Betroffenen soll es eine Hilfestellung sein.

Für den, der die Anregungen und ganzheitlichen Ansätze gelesen und verinnerlicht hat, beginnt der eigentliche Teil, nämlich die Praxis. Die theorie- und praxisbezogene Aufgliederung dieses Buches wird von einem spannenden und tiefgreifenden Bericht einer ehemaligen Burn-out Betroffenen abgerundet, die heute dankbar auf ihren einst leidvollen Weg zurückblicken kann.

Da Krankheit in ihrer Ursache nicht materialistisch ist, braucht es alternative Wege, um sie zu verstehen und sich mit ihr auszusöhnen.

ISBN: 978-3-7322-9156-4

KURT TEPPERWEIN & FELIX AESCHBACHER

LEBEN IM JETZT - STARTKLAR FÜR DAS MORGEN

Die ganze Welt spricht von einer Veränderung in der Bewusstseins-haltung des Menschen. Die Zukunft macht uns Angst und verläuft uns zu eintönig. Sie ist mit allerlei Schwierigkeiten und Zwischenfällen gespickt, die wir nicht in unser Leben eingeladen haben.

Wie kann man sich auf die Zukunft mit all ihren Herausforderungen vorbereiten? Was können wir tun? Wie geht es weiter? Können wir auf das, was kommt, Einfluss nehmen? Und kann man in schwierigen Lebensabschnitten überhaupt gelassen bleiben und Freude empfinden?

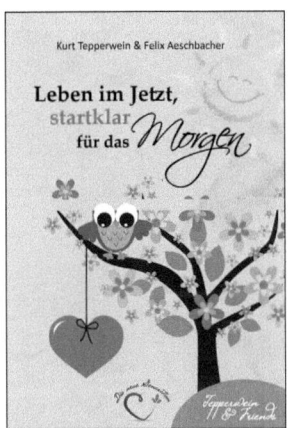

Kurt Tepperwein und Felix Aeschbacher beleuchten diese und viele andere Fragen. Sie verweisen unter anderem auf den Augenblick, in dem Veränderung geschieht. *Dieses Buch ist viel mehr als ein Begleiter, es ist auch ein Arbeitsbuch und Wegweiser, um mit Ängsten und Zweifeln gekonnt umzugehen.* So manch eine Lebenssituation stellt eine große Herausforderung dar. Der Mensch stößt an seine Grenzen. *Die Verfasser holen den Leser genau hier ab und tauchen in den Kern der Problematik ein.*

Mit spannendem Erfahrungsschatz und vielfältigen Einsichten warten die Autoren mit frischem und neuem Logo *„Die neue Generation", Tepperwein & Friends* auf, um den Menschen Mut zu machen und dazu einzuladen, sich selbst sowie das Leben zu erforschen und so der Wirklichkeit ein Stück näher zu kommen. Verschließen wir nicht unsere Augen und lassen wir den Deckmantel „Ego" hinter uns, damit sich die Freiheit und Schönheit einer Welt von morgen bereits heute einstellen, erkennen und erleben lassen kann.

ISBN: 978-3-7322-0566-0

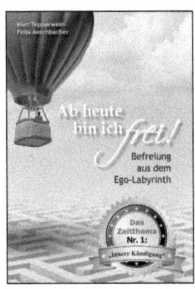
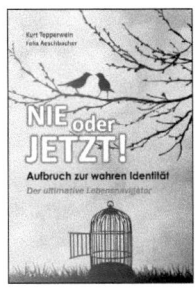

Kurt Tepperwein & Felix Aeschbacher
Ab heute bin ich frei!
Befreiung aus dem Ego-Labyrinth
Das Zeitthema Nr.1: „Innere Kündigung"

ISBN: 978-3-7357-9253-2

Kurt Tepperwein & Felix Aeschbacher
NIE ODER JETZT!
Aufbruch zur wahren Identität
Der ultimative Lebensnavigator

ISBN: 978-3-7357-7925-0

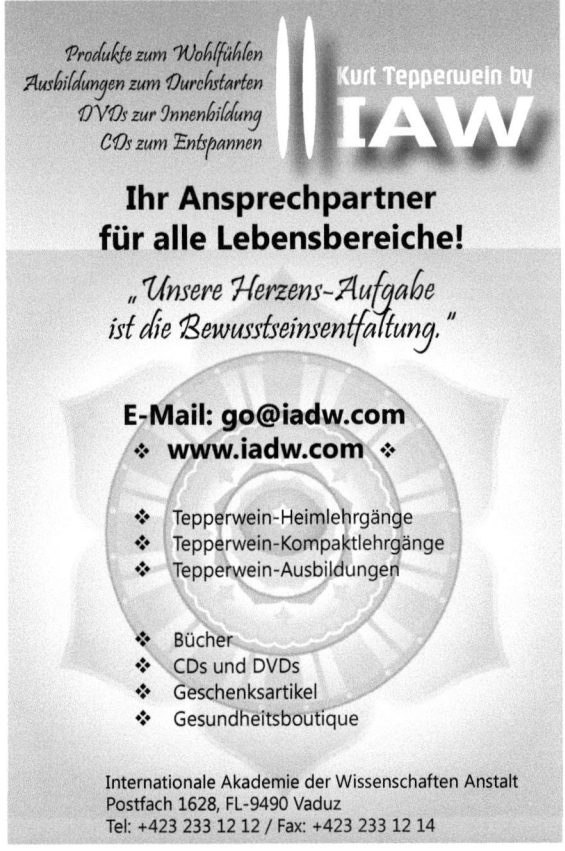